Klassifikation maligner Tumoren

Herausgegeben von
P. Hermanek, Erlangen · Th. Junginger, Mainz · M. Klimpfinger, Wien
G. Wagner, Heidelberg · C. Wittekind, Leipzig

AF063791

DEUTSCHE
KREBSGESELLSCHAFT E.V.

Springer-Verlag Berlin Heidelberg GmbH

D.-K. Böker · H.-D. Mennel · P. Hermanek
C. W. Spraul

Klassifikation maligner Tumoren des ZNS und der Augen

Mit 20 Abbildungen

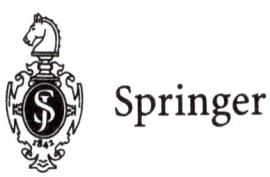

Springer

Prof. Dr. med. D.-K. Böker
Universität Gießen
Medizinisches Zentrum für Neurologie
und Neurochirurgie
Neurochirurgische Klinik
Klinikstraße 29
35385 Gießen
Deutschland

Prof. Dr. med. H.-D. Mennel
Universität Marburg
Abteilung für Neuropathologie
Baldinger Straße
35043 Marburg
Deutschland

Prof. Dr. med. Dr. h. c. P. Hermanek
Universität Erlangen-Nürnberg
Chirurgische Klinik mit Poliklinik
Krankenhausstraße 12
91054 Erlangen
Deutschland

Priv.-Doz. Dr. med. C. W. Spraul
Universität Ulm
Augenklinik und Poliklinik
Prittwitzstraße 43
89075 Ulm
Deutschland

ISBN 978-3-540-42620-2

Die Deutsche Bibliothek – CIP-Einheitsaufnahme
Klassifikation maligner Tumoren des ZNS und der Augen / von D.-K. Böker ... – Berlin ; Heidelberg ; New York ;
Barcelona ; Hongkong ; London ; Mailand ; Paris ; Tokio : Springer, 2002 (Klassifikation maligner Tumoren)
ISBN 978-3-540-42620-2   ISBN 978-3-642-56310-2 (eBook)
DOI 10.1007/978-3-642-56310-2

Dieses Werk ist urheberrechtlich geschützt. Die dadurch begründeten Rechte, insbesondere die der Übersetzung, des Nachdrucks, des Vortrags, der Entnahme von Abbildungen und Tabellen, der Funksendung, der Mikroverfilmung oder der Vervielfältigung auf anderen Wegen und der Speicherung in Datenverarbeitungsanlagen, bleiben, auch bei nur auszugsweiser Verwertung, vorbehalten. Eine Vervielfältigung dieses Werkes oder von Teilen dieses Werkes ist auch im Einzelfall nur in den Grenzen der gesetzlichen Bestimmungen des Urheberrechtsgesetzes der Bundesrepublik Deutschland vom 9. September 1965 in der jeweils geltenden Fassung zulässig. Sie ist grundsätzlich vergütungspflichtig. Zuwiderhandlungen unterliegen den Strafbestimmungen des Urheberrechtsgesetzes.

http://www.springer.de/medizin

© Springer-Verlag Berlin Heidelberg 2002
Ursprünglich erschienen bei Springer-Verlag Berlin Heidelberg New York 2002

Die Wiedergabe von Gebrauchsnamen, Handelsnamen, Warenbezeichnungen usw. in diesem Werk berechtigt auch ohne besondere Kennzeichnung nicht zu der Annahme, dass solche Namen im Sinne der Warenzeichen- und Markenschutz-Gesetzgebung als frei zu betrachten wären und daher von jedermann benutzt werden dürften.

Produkthaftung: Für Angaben über Dosierungsanweisungen und Applikationsformen kann vom Verlag keine Gewähr übernommen werden. Derartige Angaben müssen vom jeweiligen Anwender im Einzelfall anhand anderer Literaturstellen auf ihre Richtigkeit überprüft werden.

Herstellung: PRO EDIT GmbH, Heidelberg
Umschlaggestaltung: de'blik, Berlin
Satzarbeiten: Zechner Datenservice und Druck, Speyer

Gedruckt auf säurefreiem Papier   SPIN: 10761268   22/3130hs   5 4 3 2 1 0

Vorwort der Reihenherausgeber

Nicht immer wird realisiert, dass eine zeitgemäße klinische Onkologie eine exakte standardisierte Tumorlokalisation erfordert. Dies begründet sich zunächst im Streben der modernen Onkologie nach differenziertem und individualisiertem Vorgehen, das der speziellen Situation des Patienten und seines Tumors angepasst ist. Das Ziel ist eine „Therapie nach Maß", eine „histologie- und stadiengerechte Therapie" und mit zunehmenden Kenntnissen über die Tumorbiologie in Zukunft eine „biologiegerechte Therapie", die sowohl ein Zuwenig als auch ein Zuviel vermeidet. Voraussetzung hierfür ist eine sorgfältige Tumorklassifikation, die möglichst verlässliche Auskunft über die Ausbreitung des Tumors zum Zeitpunkt der Diagnose und das biologische Verhalten, damit über die voraussichtliche Prognose gibt. Die wichtigste Aufgabe der Tumorklassifikation besteht somit in der Hilfestellung für eine der Situation angepasste Therapie. Tumorklassifikation dient somit primär und direkt der Betreuung unserer Patienten.

Schon lange bevor jedermann von Globalisierung sprach, war der internationale Austausch der Erfahrungen eine Selbstverständlichkeit in der Medizin, insbesondere auch in der Onkologie. Ein solcher Erfahrungsaustausch ist nur möglich, wenn das Krankengut nach international festgelegten standardisierten Kriterien beschrieben und eine einheitliche Klassifikation der Tumoren vorgenommen wird. Die ersten Bemühungen um eine international einheitliche Tumorklassifikation finden wir in den Dreißigerjahren des vorigen Jahrhunderts in Form der Aktivitäten des Völkerbundes um eine klinische Stadieneinteilung gynäkologischer Karzinome. 1943 begannen die Bemühungen um eine international einheitliche Beschreibung der anatomischen Ausbreitung der Tumoren vor Therapie durch das TNM-System, das seit nunmehr vielen Jahren von der UICC und den nationalen TNM-Komitees betreut und weiterentwickelt wird. Die WHO beschäftigt sich seit den Sechzigerjahren mit einer international einheitlichen histologischen Klassifikation der Tumoren und seit 1976 mit der

Entwicklung entsprechender Verschlüsselungssysteme (ICD-O) für Lokalisation und Histomorphologie der Tumoren.

Heute verfügen wir für alle wesentlichen Aspekte der Tumorklassifikation international festgelegte Kriterien. Ihre Anwendung ist für die Vergleichbarkeit von onkologischen Daten unerlässlich und auch eine Voraussetzung für ein institutionsübergreifendes Qualitätsmanagement im regionalen und nationalen Bereich.

Selbstverständlich sind die aktuellen internationalen Empfehlungen zur Tumorklassifikation nicht immer der Weisheit letzter Schluss. Sie werden daher auch regelmäßig überprüft und neuen Ergebnissen in Diagnose und Therapie angepasst. Alle onkologisch Interessierten sind aufgefordert, an der Weiterentwicklung der Tumorklassifikation aufgrund sorgfältig erhobener Daten mitzuarbeiten. Wer glaubt, bessere Klassifikationsschemata zu besitzen, kann und soll diese natürlich anwenden und hierzu Daten sammeln, aber stets nur zusätzlich zu den geltenden internationalen Klassifikationen.

Der vorliegende Band eröffnet eine im Auftrag der Deutschen Krebsgesellschaft herausgegebene Buchreihe, in der die Klassifikation maligner Tumoren verschiedener Organe bzw. Organsysteme systematisch und entsprechend den neuesten internationalen Standards dargestellt werden soll. Dabei wird die Klassifikation der Lokalisation, der Histomorphologie (Typing, Grading), der anatomischen Ausbreitung vor Therapie (TNM, pTNM) und nach Therapie (R-Klassifikation) behandelt; je nach Entität werden auch klinisch relevante makroskopische und molekularpathologische bzw. genetische Klassifikationen dargestellt. Die sich hieraus ergebenden Folgerungen für die Diagnostik und für die Therapie werden in Form von Tabellen und klinischen Algorithmen zusammengefasst. Schließlich werden Übersichten über Prognosefaktoren und über die Dokumentation der Tumorklassifikation mit eingeschlossen.

Herausgeber und Autoren hoffen, damit Klinikern und Pathologen, die Krebskranke betreuen, Hilfestellung bei den nicht immer einfachen Fragen der Tumorklassifikation zu geben. Die Buchreihe soll auch Ärzten, Dokumentaren und Informatikern in klinischen Krebsregistern, Tumorzentren, onkologischen Schwerpunkten, Nachsorgeregistern und epidemiologischen Krebsregistern als Informationsquelle dienen. Oberstes Ziel bleibt die national und international standardisierte exakte Tumorklassifikation als Voraussetzung einer der jeweiligen Situation angepassten Tumortherapie und eines institutionsübergreifenden Qualitätsmanagements.

Januar 2002   P. Hermanek, Erlangen; Th. Junginger, Mainz;
M. Klimpfinger, Wien; G. Wagner, Heidelberg;
Ch. Wittekind, Leipzig

Inhaltsverzeichnis

I	**Maligne Tumoren des Zentralnervensystems**	1
	D.-K. BÖKER und H.-D. MENNEL	

1	**Vorbemerkung**	3
2	**Zur Anatomie**	5
2.1	Bau des Zentralnervensystems	5
2.2	Lokalisationsangabe	7
2.3	Allgemeine Bedingungen des Wachstums im intrakraniellen und intraspinalen Raum	10
2.4	Spezielle Hirndrucklehre	11
3	**Histomorphologie (Typing und Grading)**	13
3.1	Allgemeines	13
3.2	Prinzipien des Gradings	14
3.3	Systematik der neuen WHO-Klassifikation (mit WHO-Grading)	17
3.4	Alphabetische Liste der ZNS-spezifischen Tumortypen mit Definitionen und klinischen Hinweisen	23
3.5	Alphabetische Liste der Synonyme der ZNS-spezifischen Tumoren	62
4	**Anatomische Ausbreitung vor Therapie (TNM)**	65
5	**Anatomische Ausbreitung nach Therapie (Residualtumorklassifikation)**	67

6	**Klinische Anwendung: Diagnose und Therapie**	69
6.1	Diagnostik intrakranieller Tumoren	70
6.2	Therapie intrakranieller Tumoren	73
6.3	Diagnostik spinaler Tumoren	82
6.4	Therapie spinaler Tumoren	84
7	**Prognosefaktoren**	87
8	**Dokumentation**	89
8.1	Minimaldokumentation	89
8.2	Erweiterte Dokumentation	89
	Literatur	91
II	**Maligne Tumoren des Auges**	95
	C. Spraul und P. Hermanek	
	Vorbemerkungen	95
A	**Maligne intraokuläre Tumoren (maligne Tumoren von Uvea und Retina)**	95
1	**Zur Anatomie**	97
1.1	Lokalisation des Primärtumors	97
1.2	Regionäre Lymphknoten	97
2	**Histomorphologie (Typing und Grading)**	99
2.1	Systematik des Typings	99
2.2	Alphabetisches Verzeichnis der anerkannten malignen epithelialen Tumortypen von Uvea und Retina mit Definitionen und Hinweisen zur Klinik	102
2.3	Alphabetisches Verzeichnis der Synonyme sowie veralteter und obsoleter Bezeichnungen, soweit sie maligne Melanome und Medulloepitheliome betreffen	105
2.4	Grading	106

3	Anatomische Ausbreitung vor Therapie	107
3.1	TNM-Klassifikation des malignen Melanoms der Uvea	108
3.2	TNM-Klassifikation des Retinoblastoms, gültig bis 31.12.2002	120
3.3	TNM-Klassifikation des Retinoblastoms, gültig ab 01.01.2003	125
	Weitere Stagingsysteme für Retinoblastome	131

4	Residualtumor-(R-)Klassifikation	137

5	Klinische Anwendung/Algorithmen zur Diagnostik und Therapie	139
5.1	Maligne Melanome der Uvea	139
5.2	Retinoblastom	143

6	Prognosefaktoren	147
6.1	Maligne Melanome der Uvea	147
6.2	Malignes Medulloepitheliom der Uvea	148
6.3	Adenokarzinom der Uvea	148
6.4	Retinoblastom	148
6.5	Adenokarzinom der Retina	149

7	Klinische Information für die histopathologische Untersuchung	151

8	Dokumentation	155
8.1	Minimaldokumentation	155
8.2	Erweiterte Dokumentation	158

B	Maligne Tumoren der Augenlider und der Konjunktiva (einschließlich Karunkel)	161

1	Zur Anatomie	163
1.1	Lokalisation des Primärtumors	163
1.2	Regionäre Lymphknoten	164

2	Histomorphologie (Typing und Grading)	165
2.1	Systematik des Typings	165

2.2	Alphabetisches Verzeichnis der anerkannten malignen epithelialen Tumortypen mit Definitionen und Hinweisen zur Klinik	167
2.3	Alphabetische Liste der Synonyme sowie veralteter und obsoleter Bezeichnungen, soweit sie maligne epitheliale Tumoren betreffen	170
2.4	Grading	173
3	**Anatomische Ausbreitung vor Therapie**	**175**
3.1	TNM-Klassifikation für Karzinome der Augenlider	175
3.2	TNM-Klassifikation für maligne Melanome der Augenlider, gültig bis 31.12.2002	180
3.3	TNM-Klassifikation für maligne Melanome der Augenlider, gültig ab 01.01.2003	190
3.4	TNM-Klassifikation für Karzinome der Konjunktiva, gültig bis 31.12.2002	199
3.5	TNM-Klassifikation für Karzinome der Konjunktiva, gültig ab 01.01.2003	202
3.6	TNM-Klassifikation für maligne Melanome der Konjunktiva	202
4	**Residualtumor-(R-)Klassifikation**	**207**
5	**Klinische Anwendung/Algorithmen zur Diagnostik und Therapie**	**209**
5.1	Maligne Tumoren der Augenlider	209
5.2	Maligne Tumoren der Konjunktiva	211
6	**Prognosefaktoren**	**213**
6.1	Karzinom der Augenlider	213
6.2	Maligne Melanome der Augenlider	213
6.3	Karzinom der Konjunktiva	214
6.4	Maligne Melanome der Konjunktiva	214
7	**Klinische Information für die histopathologische Begutachtung**	**215**
8	**Dokumentation zur Tumorklassifikation**	**217**
8.1	Minimaldokumentation	217
8.2	Erweiterte Dokumentation	220

C Maligne Tumoren der Tränendrüse und der ableitenden Tränenwege ... 223

1 Zur Anatomie ... 225
1.1 Lokalisation des Primärtumors ... 225
1.2 Regionäre Lymphknoten ... 225

2 Histomorphologie (Typing und Grading) ... 227
2.1 Systematik des Typings ... 227
2.2 Alphabetisches Verzeichnis der anerkannten Karzinomtypen mit Definitionen und Hinweisen zur Klinik ... 228
2.3 Alphabetische Liste von Synonymen sowie veralteten und obsoleten Bezeichnungen, soweit sie Karzinome betreffen ... 230
2.4 Grading ... 231

3 Anatomische Ausbreitung vor Therapie ... 233

4 Residualtumor-(R-)Klassifikation ... 237

5 Klinische Anwendung/Algorithmen zur Diagnostik und Therapie ... 239
5.1 Maligne Tumoren der Tränendrüse ... 239
5.2 Maligne Tumoren der ableitenden Tränenwege ... 241

6 Prognosefaktoren ... 243

7 Klinische Information für die histopathologische Begutachtung ... 245

8 Dokumentation zur Tumorklassifikation ... 247
8.1 Minimaldokumentation ... 247
8.2 Erweiterte Dokumentation ... 249

D Maligne Tumoren des extrakraniellen N. opticus ... 251

E Maligne Tumoren der Orbita ... 255

Literatur ... 263

Sachverzeichnis ... 267

Maligne Tumoren des Zentralnervensystems

D.-K. Böker und H.-D. Mennel

1 Vorbemerkung

Hirn und Rückenmark sind als einzige Organe im menschlichen Organismus vollständig oder teilweise knöchern umgeben. Deshalb ist der Ausdruck *Tumoren des zentralen Nervensystems* aus historischen Gründen weitgehend identisch mit der Bezeichnung *intrakranielle* und *intraspinale Tumoren*. Auch der *Malignitätsbegriff* ist deshalb anders als bei anderen Körpertumoren: Alle wachsenden intrakraniellen und intraspinalen Raumforderungen müssen behoben werden, wenn nicht dauerhafte Schäden oder sogar der letale Ausgang hingenommen werden. Unter diesem Aspekt müssen alle wachsenden Raumforderungen als *(klinisch) maligne* angesehen werden, ungeachtet ihrer biologischen Dignität. Dadurch entsteht eine besondere therapeutische Herausforderung, die Anlass zur frühen Entwicklung der Neurochirurgie war. Voraussetzung für erfolgreiche Eingriffe am zentralen Nervensystem waren allerdings Kenntnisse über Grundzüge der Lokalisationslehre, die um die Mitte des 19. Jahrhunderts vorlagen. *Tumoren des Nervensystems als intrakranielle und intraspinale Tumoren besitzen deshalb eine gewisse Sonderstellung in ihrer Abgrenzung, Prognose und den therapeutischen Strategien.* Konsequenterweise entstehen dadurch auch in einigen Fällen Inkongruenzen mit anderen allgemein gebräuchlichen onkologischen Standards (z. B. TNM, s. S. 65). Die hier vorgenommene Einteilung folgt im Zweifelsfall der letzten Ausgabe der *WHO-Klassifikation* (Kleihues u. Cavenee 2000).

2 Zur Anatomie

2.1 Bau des zentralen Nervensystems

Aus praktischen Gründen gehören zum Komplex Nervensystem das zentrale und das periphere Nervensystem, einschließlich ihrer vegetativen Anteile, die Skelettmuskulatur und Teile des Neuroendokriniums. Gegenstand dieser Darstellung sind die Tumoren, die auf das zentrale Nervensystem einwirken. Als solches werden Hirn und Rückenmark und deren Hüllen bezeichnet; intrakraniell wachsende Tumoren peripherer Nerven werden im Allgemeinen zu diesem Komplex gerechnet. Deren periphere, außerhalb von Schädel und Wirbelsäule liegende Anteile finden hier keine Berücksichtigung.

Der intrakranielle Raum, der den Hirnteil des zentralen Nervensystems beherbergt, wird von außen durch Knochen, harte und weiche Hirnhaut (Dura mater und Arachnoidea) geschützt. Er gliedert sich durch Duraduplikaturen in das supratentorielle und das infratentorielle Kompartiment. Die Duraduplikaturen Falx cerebri (Hirnsichel) und Tentorium cerebelli (Kleinhirnzelt) bilden ein inneres Skelett, dessen freie Ränder den Hirnstrukturen mehr oder weniger dicht anliegen.

Die weiche Hirnhaut wendet ihre dichte Oberfläche mit Arachnoidaldeckzellen der Dura zu, während ihre der Hirnoberfläche anliegende Schicht, die Pia mater cerebri, den Hirnwindungen folgt. Zwischen diesen beiden Schichten liegt der liquorgefüllte Subarachnoidalraum, der sich an manchen Stellen zu größeren Hohlräumen, den Zisternen, erweitert. Im Inneren werden die Hirnstrukturen von einem teils paarigen, teils unpaarigen Hohlraumsystem durchzogen, dem Ventrikelsystem. Es besteht aus den beiden Großhirnventrikeln (I und II), dem III. Ventrikel im Zwischenhirn und dem mit ihm durch den Aquaeductus mesencephali verbundenen IV. Ventrikel zwischen Brücke und Kleinhirn. Von dort besteht eine Verbindung zum Subarachnoidalraum, sodass ein zusammenhängendes inneres und äußeres Liquorsystem besteht (Mennel et al. 1990).

Der innere Liquorraum setzt sich in das Rückenmark in Gestalt eines meist obliterierten „Zentralkanals" fort. Außen ist das Rückenmark ganz vom äußeren Liquorraum umgeben. Liquorräume und Blutkompartiment bilden sog. Reserveräume, die bei hirndruckbedingten Massenverschiebungen durch Hernien oder Volumenvermehrung ausgefüllt werden können; die Kompression des Blutkompartiments führt am Ende der Hirndruckkaskade zur Durchblutungsstille und damit zum irreversiblen Hirntod.

Von den knöchernen Strukturen ausgehende und sich auf Hirn und Rückenmark erstreckende Tumoren – lokale Ausbreitungen (local extensions) früherer WHO-Einteilungen (Zülch 1979; Kleihues et al. 1993) – werden hier allenfalls lediglich unter dem Aspekt von Metastasen berücksichtigt. Die harte Hirnhaut bildet einen wichtigen Ausgangsort der sog. „meningealen" Tumoren, während der kontinuierliche Liquorraum Sitz diffuser (Meningeosis neoplastica, leucaemica, carcinomatosa) und lokalisierter (Abtropfmetastasen) Absiedlungen werden kann.

Die Blutversorgung des Hirns durch Karotiden und vertebrobasilären Kreislauf ist für die Neuroonkologie v. a. deshalb von Bedeutung, weil sie für die Ernährung des Tumors gebraucht wird und die Gefäße durch Tumordruck geschädigt werden können und damit zusätzliche neurologische Ausfälle verursachen.

Intrakranielle Tumoren besitzen gewisse Vorzugslokalisationen, etwa Meningeome (Kepes 1982), fast ausschließlich in der hinteren Schädelgrube auftretende Tumoren wie Medulloblastome und viele andere, die zu Symptomen oder Syndromen führen, die sich aus der komplizierten Interaktion zwischen Bau und Funktion des Nervensystems ergeben. Die Korrelation von Funktionsausfällen und Sitz der Läsion ist Aufgabe der neurologischen Lokalisationslehre, deren Einzelheiten aus den ausführlichen Publikationen entnommen werden müssen. Grobe Zusammenhänge zwischen Wachstumsort des Tumors im zentralen Nervensystem und klinischen Folgen ergeben sich aus den genannten Eigenschaften der Kompartimentalisierung des intrakraniellen Raumes, der Blutversorgung und deren Beeinträchtigung und der direkten Einwirkung der Raumforderung auf sensorische, sensible, motorische, extrapyramidalmotorische oder Kleinhirnfunktionen, auf Gebiete, die für Werkzeugleistungen zuständig sind (neuropsychologische Leistungen, higher mental functions) oder Merkfähigkeit, oder, wie das Präfrontalhirn für Exekutivfunktionen und Arbeitsgedächtnis (von Cramon 1997).

Wachsende Raumforderungen spinal führen zu Querschnittssyndromen, deren Höhenlokalisation nach neurologischen Gesichtspunkten bestimmt werden kann.

2.2 Lokalisationsangaben

Für die Beschreibung der Lokalisation von Tumoren des ZNS gilt international der Topographieteil der ICD-O, der in deutscher Übersetzung als Tumorlokalisationsschlüssel vorliegt (Wagner 1993). Diesem liegt die 2. Auflage der ICD-O zugrunde; da aber in der 3. Auflage der ICD-O (Fritz et al. 2000) bzgl. der Topographiekodierung keine Änderungen stattfanden, ist der Tumorhistologieschlüssel nach wie vor gültig.

Die in Frage kommenden Codenummern sind nachstehend aufgelistet:

C70 – Hirnhäute

- *C70.0 – Zerebrale Hirnhäute*
    - C70.01 – Kraniale Dura mater
    - C70.02 – Kraniale Arachnoidea
    - C70.03 – Kraniale Pia mater
    - C70.04 – Falx cerebri
    - C70.05 – Falx cerebelli
    - C70.06 – Tentorium cerebelli

- *C70.1 – Spinale Hirnhäute*
    - C70.11 – Spinale Dura mater
    - C70.12 – Spinale Arachnoidea
    - C70.13 – Spinale Pia mater

- *C70.9 – Hirnhäute ohne nähere Angaben (o. n. A.)*

C71 – Gehirn (Abb. 2.1)

- *C71.0 – Großhirn*
    - C71.01 – Großhirnrinde
    - C71.02 – Weiße Hirnsubstanz
    - C71.03 – Basalganglien (Corpus striatum, Putamen, Pallidum, Thalamus)
    - C71.04 – Hypothalamus, Zwischenhirn
    - C71.05 – Insula

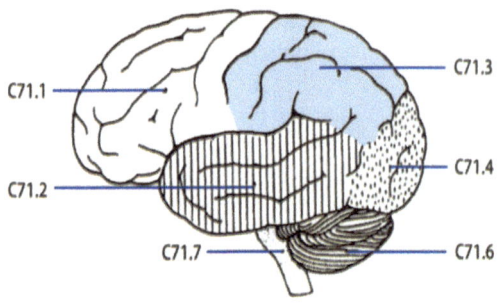

Abb. 2.1. Topographie-Codenummern für das Gehirn. (Aus Wagner 1993)

- C71.06 – Operculum
- C71.07 – Septum pellucidum
- C71.08 – Capsula interna

- *C71.1 – Frontallappen*

- *C71.2 – Temporallappen*
  - C71.21 – Hippocampus
  - C71.22 – Uncus

- *C71.3 – Parietallappen*

- *C71.4 – Okzipitallappen*

- *C71.5 – Hirnventrikel*
  - C71.51 – Seitenventrikel (mit Vorderhorn)
  - C71.52 – Foramen Monroi
  - C71.53 – III. Ventrikel
  - C71.54 – Aquaeductus Sylvii
  - C71.55 – Ependym
  - C71.56 – Plexus chorioideus (Ventrikel I–III)

- *C71.6 – Kleinhirn (Cerebellum)*
  - C71.61 – Oberwurm
  - C71.62 – Unterwurm
  - C71.63 – Hemisphäre
  - C71.64 – Brückenwinkel
  - C71.65 – Tonsille

- *C71.7 – Hirnstamm*
  - C71.71 – Mittelhirn (und Lamina quadrigemina)
  - C71.72 – Brücke (Pons)
  - C71.73 – Medulla oblongata
  - C71.74 – Olive, Pyramide

- C71.75 – Foramen Magendii
- C71.76 – Foramen Luschkae
- C71.77 – IV. Ventrikel (einschl. Plexus chorioideus)
- C71.78 – Hirnstamm (mehrere Teilbereiche)
- *C71.8 – Andere Teile des Gehirns (z. B. Corpus callosum, Tapetum) und überlappende Lokalisationen*
- *C71.9 – Gehirn o. n. A.*

C72 – Rückenmark, Hirnnerven und andere Teile des Zentralnervensystems

- *C72.0 – Rückenmark*
    - C72.01 – Zervikalmark
    - C72.02 – Thorakalmark
    - C72.03 – Lumbalmark
    - C72.04 – Sakralmark
    - C72.05 – Conus medullaris
    - C72.06 – Filum terminale
- *C72.1 – Cauda equina*
- *C72.2 – N. olfactorius*
- *C72.3 – N. opticus, Chiasma*
- *C72.4 – N. acusticus*
- *C72.5 – Andere Hirnnerven*
    - C72.51 – N. abducens
    - C72.52 – N. facialis
    - C72.53 – N. glossopharyngeus
    - C72.54 – N. hypoglossus
    - C72.55 – N. oculomotorius
    - C72.56 – N. trigeminus
    - C72.57 – N. trochlearis
    - C72.58 – N. vagus
    - C72.59 – N. accessorius
- *C72.8 – Gehirn und zentrales Nervensystem (mehrere Teilbereiche überlappend) sowie Tumoren, deren Ausgangspunkt keiner der Rubriken C70–C72.5 zugeordnet werden kann*
- *C72.9 – Nervensystem, zentrales o. n. A.*

Ausführliche lokalisatorische Angaben finden sich im neurologisch-neurochirurgisch-neuropathologischen Diagnosenverzeichnis (Seitz 1994).

2.3 Allgemeine Bedingungen des Wachstums im intrakraniellen und intraspinalen Raum

Intrakranielle und intraspinale Tumoren erhalten ihre Besonderheit durch die Tatsache, dass sie in vorgeformten Räumen wachsen. Sie führen deshalb unabhängig davon, ob sie biologisch gutartig oder maligne sind, zu irreversiblen neurologischen Folgen, falls sie nicht frühzeitig entfernt werden können. Diese können durch direkte Einwirkungen auf nervöse vitale Zentren entstehen, durch die Möglichkeit von „mittleren" Fernwirkungen durch Gefäßkompression und Infarkte sowie durch die Entwicklung eines generalisierten Hirndruckes. Jede wachsende, nichtbehobene Raumforderung führt in der Regel zum Hirndruck. Diese Folgen, die nicht abhängig sind von der biologischen Wachstumstendenz des Tumors, bezeichnen die sog. *„klinische Malignität"* (Zülch u. Mennel 1974). Für die intraspinalen Tumoren bedeutet dies, dass bei fortschreitendem Tumorwachstum eine Querschnittssymptomatik je nach Höhe unvermeidbar ist.

Für das klinische Vorgehen bedeutet dies, dass in jedem Fall eine Intervention zur Vermeidung dieser Folgen nötig ist, wenn immer das Risiko des Eingriffs oder anderer Maßnahmen angesichts dieses Ausgangs vertretbar ist.

Damit ist für diese Tumoren insofern eine Sonderstellung gegeben:

1. Es ist ein modifizierter Malignitätsbegriff anzuwenden. Die inhärente biologische Malignität, d. h. die Proliferationstendenz des Tumors spielt für die Beurteilung der unmittelbaren klinischen Situation eine sekundäre Rolle. Die klinische Malignität – etwa bei Tumoren in der hinteren Schädelgrube mit drohender unterer Einklemmung – ist u. a. entscheidend für die zeitliche Planung des Vorgehens. Die biologische Malignität bestimmt im Wesentlichen die postoperative rezidivfreie Zeit, meist auch die mittlere postoperative Überlebenszeit.
2. Die Tatsache, dass alle wachsenden Raumforderungen im Schädelinnenraum eine gemeinsame „Endstrecke" besitzen, Massenverschiebungen, Hirndruck und irreversible, sogar möglicherweise letale Ausgänge, findet weiterhin ihren Ausdruck in der Zusammensetzung der Gruppe „Hirntumor". Das klinische Fach der Neurochirurgie fasst alle Tumoren, die intrakraniell und intraspinal wachsen und deshalb zu diesen Erscheinungen führen können, unter einem gemeinsamen klinischen Aspekt zusammen. Dem folgt die neuropathologische deskriptive Einteilung der intrakraniellen Tumoren, die sich somit aus sehr heterogenen Entitäten zusammensetzt.

2.4 Spezielle Hirndrucklehre

Raumfordernde Größen im intrakraniellen Raum können lokalisiert oder generalisiert sein. Lokalisierte raumfordernde Größen führen zu einem charakteristischen Ablauf, der zu einer Kaskade von pathologischen Veränderungen führt.

Bei supratentorieller Lage der Raumforderung finden wir im Wesentlichen eine fortschreitende Hernienbildung: Eine Hernie unter der Falx wird von einer Hernie am Tentoriumschlitz und schließlich von einem Tonsillendruckkonus gefolgt.

Auf allen Stufen dieser Hernienbildung sind charakteristische klinische Zeichen zu beachten, die es ermöglichen, den Prozess in seinem zeitlichen Ablauf zu bestimmen und möglicherweise auch anzugehen. Bei der Herniierung unter der Falx kommt es zur Verlagerung der Mittellinie, die in bildgebenden Verfahren einfach nachzuweisen ist.

Die Hernie am Tentoriumschlitz führt zur einseitig weiten Pupille, zum gleichseitigen Posteriorinfarkt mit Hemianopsie nach der Gegenseite, zur ipsilateralen Hemiparese und möglicherweise zu Verschiebeblutungen in Mittelhirn und Brücke. Letztere sind für Bewusstseinsstörungen verantwortlich. Die einseitig weite Pupille gilt in den Lehrbüchern als Alarmzeichen. Der druckbedingte Posteriorinfarkt ist in der Regel hämorrhagisch.

Das Ende der Hirndruckkaskade bildet der Tonsillendruckkonus mit möglicher Einwirkung auf die vegetativen Zentren der Medulla oblongata und Atemstörungen bis hin zur Atemlähmung.

Raumforderungen im Bereich der hinteren Schädelgrube kürzen diesen Prozess meistens dergestalt ab, dass es unmittelbar zum Tonsillendruckkonus kommt. Außerdem bildet sich eine Tentoriumhernie nach oben. Noch akuter verläuft in der Regel der Hydrocephalus internus aufgrund eines Verschlusses im inneren Ventrikelsystem.

Somit bestehen prinzipiell unterschiedlich akute Prozesse, bei denen die lokalisierte Raumforderung supratentoriell den längsten, der Hydrocephalus occlusus den kürzesten Verlauf bis zur lebensbedrohenden Hirndrucksteigerung hat. Allerdings spielt auch die Aggressivität des Tumorwachstums und damit die Neoangiogenese und die Ödembildung eine Rolle. Schnell wachsende Prozesse, die eine starke Neoangiogenese brauchen, führen schnell zu perifokalem und generalisiertem Hirnödem (Abb. 2.2).

Wenn die Reserveräume ausgefüllt sind, kann nach der Monro-Kellie-Doktrin nur noch der Druck ansteigen, der dann bald den Blutdruck übersteigt. Damit kommt es als allerletzter Akt, wenn vorher keine letale Schädigung aufgetreten war, zur Durchblutungsstille des Hirns (Zülch et al. 1974).

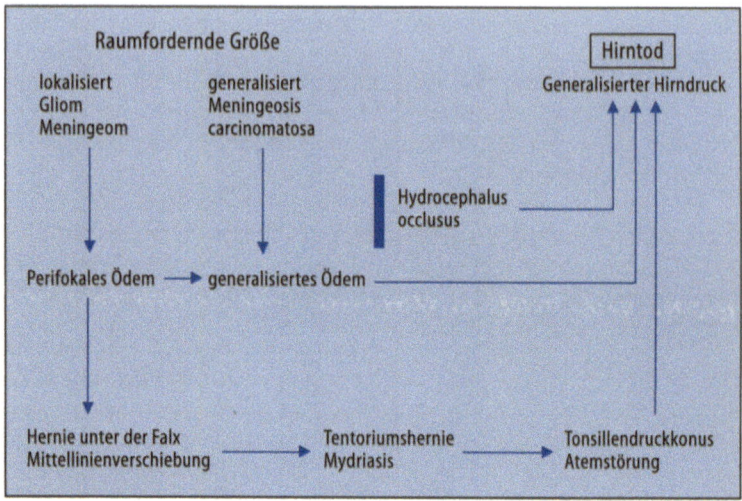

Abb. 2.2. Schematische Darstellung der Folgen einer Raumforderung

3 Histomorphologie (Typing und Grading)

3.1 Allgemeines zu Typing und Grading

Die 1. Auflage der histologischen WHO-Klassifikation der Tumoren des Zentralnervensystems erschien 1979 (Zülch 1979) aufgrund langjähriger diesbezüglicher Bemühungen des 1970 am Max-Planck-Institut für Hirnforschung in Köln-Merheim eingerichteten „Collaborating Centre for Histological Classification of Tumours of the Central Nervous System". Die 2. Auflage wurde 1993 publiziert (Kleihues et al. 1993). Derzeit gilt die 2000 erschienene WHO-Klassifikation (Kleihues u. Cavenee 2000).

Entsprechend den allgemeinen Grundsätzen der WHO-Klassifikation basiert auch die Klassifikation der Tumoren des Zentralnervensystems primär auf der histologischen Beurteilung der Zelltypen und der Wachstumsmuster, wie sie in der konventionellen Lichtmikroskopie erkennbar sind. Zunehmend wurden aber auch Fortschritte durch die Immunzytochemie und die Genetik miteinbezogen.

In der WHO-Klassifikation findet sich neben der Unterteilung in die verschiedenen Tumortypen und -subtypen auch ein Grading in die Kategorien I–IV.

Harvey Cushing und sein neuropathologischer Mitarbeiter Percival Bailey versuchten, neben einer zytogenetischen Darstellung der Hirntumoren Überlebenstafeln zu schaffen, die dann in ein Grading eingehen konnten (Bailey u. Cushing 1930). Eine ausgesprochene Gradeinteilung wurde 1949 von Kernohan et al. und 1950 von Ringertz vorgeschlagen (Kernohan et al. 1949; Ringertz 1950). In Mitteleuropa hat sich die Gradeinteilung von Zülch u. Wechsler am stärksten durchgesetzt und gut bewährt (Zülch u. Wechsler 1968). Dieses Gradierungsschema war Grundlage des Referenzzentrums zur Neuordnung und Neuklassifikation der Hirntumoren der Weltgesundheitsorganisation in Köln unter K. J. Zülch. In den 3 bis jetzt vorliegenden

Ausgaben der WHO-Klassifikation der Hirntumoren ist diese Gradeinteilung grundlegend den einzelnen Tumorentitäten zugeordnet. Sie ist fakultativ gedacht. Neben dieser Gradeinteilung hat sich eine Weiterentwicklung der Kernohan'schen IV-Grad-Einteilung als St.-Anne-Mayo-System erhalten (Daumas-Duport et al. 1988). In der letzten Auflage der WHO-Klassifikation wird der neueste Stand des Vergleichs beider Gradingsysteme dargestellt (Kleihues u. Cavenee 2000).

3.2 Prinzipien des Gradings

Dem Zülch'schen Gradierungssystem, das weitgehend in die WHO übernommen wurde, liegt v. a. folgender Gedanke zugrunde: Die supratentoriellen Gliome des Erwachsenenalters lassen sich mit morphologischen Methoden als zunehmende Entdifferenzierung eines astrozytären oder oligodendrogliomatösen Tumors darstellen. Beim Grad II besteht eine zelluläre und gewebliche Isomorphie, beim Grad III eine zelluläre Polymorphie bei weitgehender geweblicher Isomorphie, beim Grad IV eine zelluläre und gewebliche Polymorphie. Sowohl für die Entdifferenzierungsreihe der Astrozytome als auch für die der Oligodendrogliome ist diese Sichtweise durch molekularbiologische Befunde bestätigt worden (Wiestler u. v. Deimling 1995).

Die übrigen Entitäten werden nach ihrer mittleren Überlebenszeit den Graden der supratentoriellen Gliome des Erwachsenenalters II–IV zugeordnet. Ein Gliom, das pilozytische Astrozytom der Mittellinie und des Jugendalters, das nicht in diese Entdifferenzierungsreihe fällt, verhält sich klinisch gutartig, d. h. die Patienten können in der Regel nach Entfernung des Tumors als geheilt betrachtet werden. Diese Tumoren erhalten den Grad I. Ihnen werden andere Tumoren mit demselben klinischen Verlauf gleichgeordnet wie Meningeome WHO I, Neurinome WHO I, Ependymome WHO I und andere. Das gleiche Verfahren gilt für höhergradige Tumoren wie Medulloblastome WHO IV, PNETs WHO IV.

Damit entsteht ein Gradierungsschema, in dem die wesentlichen und wichtigen Tumoren enthalten sind. Die Kerngruppe der supratentoriellen Gliome des Erwachsenenalters ist hier als leitend vorangestellt. Eine tentative Einteilung der Meningeome in Grade ist erstmals in der Ausgabe der WHO 2000 enthalten (Kleihues u. Cavenee 2000). Meningeome werden danach je nach der Wahrscheinlichkeit eines Rezidivs und dem Grad in 3 Gruppen angeordnet:

Schematische Darstellung der Gradeinteilung der Meningeome nach WHO

Gruppe 1: Meningeome mit geringer Rezidivgefahr und geringer Gefahr aggressiven Wachstums

- *Meningotheliomatöses Meningeom Grad I*
- *Fibröses Meningeom Grad I*
- *Übergangsmeningeom Grad I*
- *Psammomatöses Meningeom Grad I*
- *Angiomatöses Meningeom Grad I*
- *Mikrozystisches Meningeom Grad I*
- *Sekretorisches Meningeom Grad I*
- *Lymphoplasmazellreiches Meningeom Grad I*
- *Metaplastisches Meningeom Grad I*

Gruppe 2: Meningeome mit höherer Wahrscheinlichkeit eines Rezidivs und aggressiven Verhaltens

- *Atypisches Meningeom Grad II*
- *Klarzellmeningeom Grad II*
- *Chordoides Meningeom Grad II*

Gruppe 3

- *Rhabdoides Meningeom Grad III*
- *Papilläres Meningeom Grad III*
- *Anaplastisches (malignes) Meningeom Grad III*

Für andere Tumortypen stellt die Gradeinteilung eine Mischung aus pathologischer und klinischer Betrachtungsweise dar. Die Kerngruppe der supratentoriellen Gliome des Erwachsenenalters (Mennel 2000) wird nach zunehmender Anaplasie (Entdifferenzierung, zellulärer und geweblicher Polymorphie) gradiert. Die Korrelation der so gewonnenen Grade zu den mittleren Überlebenszeiten ist durch die Therapieversuche der letzten Jahrzehnte weitgehend gesichert (Krauseneck 1998). Für die restlichen Entitäten wird empirisch jeder Morphologie ein vergleichbarer Grad zugeteilt, was bei häufigen Entitäten oft zwanglos möglich ist, bei seltenen nicht.

Für einzelne seltenere Entitäten wurde in der WHO-Klassifikation auf die Zuerteilung eines Grades (noch) verzichtet, da ihre Seltenheit oder definitorische Neufassung keine ausreichend genaue Kenntnis des klinischen

Verlaufs erlaubten. Bei anderen Entitäten mussten 2 mögliche Grade angegeben werden. Schließlich ist auch noch darauf hinzuweisen, dass auch innerhalb eines Grades unterschiedliche postoperative Überlebenszeiten – innerhalb eines durch den Grad vorgegebenen Rahmens – vorkommen können. Das gilt besonders für die relativ gutartigen Gliome – low grade gliomas – deren postoperative rezidivfreie Zeiten von 5 bis vielen Jahren eine besonders breite Streuung aufweisen. Bei dieser Gruppe hat sich in den letzten Jahren gezeigt, dass besonders die Tumoren mit ganz oder teilweise vorhandener Oligodendrogliomstruktur bessere Prognosen und therapeutische Chancen bieten, während gemistozytische Astrozytome offenbar zu frühen Rezidiven neigen (Abb. 3.1 und 3.2).

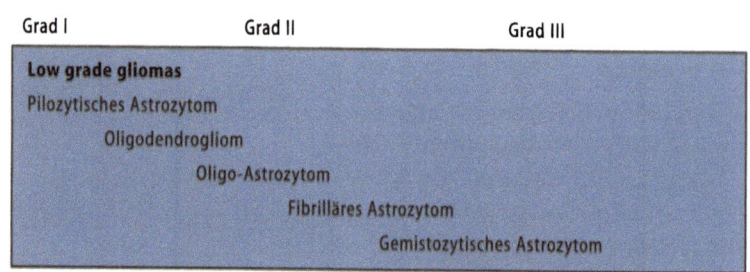

Abb. 3.1. Gradeinteilung und Unterteilung der niedergradigen gliomatösen Tumoren (low grade gliomas). Das Schema zeigt die fließenden Übergänge zwischen eigentlichen niedergradigen Tumoren (WHO II, im Rahmen) und den höhergradigen (WHO III, außerhalb des Rahmens).

	Grad I benigne	Grad II	Grad III	Grad IV maligne
Angioblastome	++			
Kraniopharyngeome	++			
Hypophysenadenome	++	+		
Meningeome	++	+	+	
Neurinome	++		+	
Plexuspapillome	++		+	
Gangliozytome	++	+	+	
Pineozytome	++	+		
Ependymome	+	+	+	
pilozyt. Astrozytome	++		+	

Abb. 3.2. Malignitätstafel wichtiger intrakranieller Tumoren mit WHO-Grading. (Mod. nach Mennel 1988). ++ Regelfall, + kommt gelegentlich vor

Astrozytome	++	+	
Oligodendrogliome	++	+	
Glioblastome			++

Medulloblastome	++
Germinome	++
Sarkome	++

Abb. 3.2. (Fortsetzung)

Bei diesem Schema sind die supratentoriellen Gliome des Erwachsenenalters – Gliome II–IV (Abb. 3.2, im großen Kasten) – durch die zunehmende zelluläre und gewebliche Polymorphie den Graden zuzuordnen. Sie bilden eine auch molekularbiologisch inzwischen begründbare „Entdifferenzierungsreihe". Die übrigen Entitäten werden nach klinisch-pathologischer Korrelation diesen Graden zugeordnet; lediglich bei den Menigeomen (Abb. 3.2, kleiner Kasten) existieren morphologische Kriterien, die eine Gradzuordnung ermöglichen (s. o.).

3.3 Systematik der neuen WHO-Klassifikation (mit WHO-Grading)

Die nachfolgende Darstellung beruht auf der WHO-Klassifikation der Tumoren des Nervensystems aus dem Jahre 2000 (Kleihues u. Cavenee 2000). Den Tumorentitäten ist jeweils die Morphologie-Codenummer der ICD-O-3 (Fritz et al. 2000) beigefügt. In einigen Fällen besteht eine Diskrepanz zwischen dem in der WHO angegebenen Grad und der Gradangabe, die die ICD-O-3 als Gradierung der WHO angibt. Hier wird der in der Neuroonkologie gebräuchlicheren originalen WHO-Angabe gefolgt[1].

---

[1] Dies wird besonders deutlich bei der Entität pleomorphes Xanthoastrozytom, bei der in der ICD-O-3 die Gradangabe II–III steht. In der WHO heißt es unter Grading: Pleomorphic xanthoastrocytomas correspond histologically to WHO grade II. For lesions with significant mitotic activity (…) and/or with areas of necrosis, the designation „pleomorphic xanthoastrocytomas with anaplastic features" may be used (…). At present, the term „anaplastic pleomorphic xanthoastrocytomas (WHO grade III)" is not recommended.

Die offizielle Darstellung trägt den Titel „Pathology and Genetics Tumours of the Nervous System". Damit ergeben sich in der offiziellen Klassifikation einige Überschneidungen mit peripher-nervösen Tumoren, die in der vorliegenden Darstellung eigentlich nicht behandelt werden. Sie sind der Vollständigkeit halber in der Klassifikation mit aufgeführt. Dasselbe Problem besteht bei den im intrakraniellen Raum wachsenden bindegewebigen und Keimzelltumoren u. a. In der Darstellung der Synonyme wurde auf diese Tumoren verzichtet, was aber wiederum einen Verzicht auf praktisch wichtige Entitäten, z. B. das klinisch wichtige Germinom, bedeutete.

WHO-Klassifikation der Tumoren des Nervensystems

Die aufgeführten Zahlen entsprechen den derzeit gültigen ICD-O-Codenummern (Fritz et al. 2000). Tumoren, die in diesen Code noch nicht aufgenommen waren, werden in der WHO-Klassifikation der Tumoren des Nervensystems, Ausgabe 2000, tentativ mit einer kursiv geschriebenen ICD-O-Nummer versehen. Dies ist nach dem Erscheinen der ICD-O-3 hinfällig.

Neuroepitheliale Tumoren

- *Astrozytäre Tumoren*
  - Diffuses Astrozytom – II – 9400/3
    - Fibrilläres Astrozytom – II – 9420/3
    - Protoplasmatisches Astrozytom – II – 9410/3
    - Gemistozytisches Astrozytom – II – 9411/3
  - Anaplastisches Astrozytom – III – 9401/3
  - Glioblastom – IV – 9440/3
    - Riesenzellglioblastom – IV – 9441/3
    - Gliosarkom – IV – 9442/3
  - Pilozytisches Astrozytom – I – 9421/1
  - Pleomorphes Xanthoastrozytom – II – 9424/3
  - Subependymäres Riesenzellastrozytom – I – 9384/1

- *Oligodendrogliomatöse Tumoren*
  - Oligodendrogliom – II – 9450/3
  - Anaplastisches Oligodendrogliom – III – 9451/3

- *Mischgliome*
  - Oligoastrozytom – II – 9382/3
  - Anaplastisches Oligoastrozytom – III – 9382/3

3.3 Systematik der neuen WHO-Klassifikation (mit WHO-Grading)

- *Ependymäre Tumoren*
  - Ependymom – II – 9391/3
    - Zelluläres Ependymom – II – 9391/3
    - Papilläres Ependymom – II – 9393/3
    - Klarzellependymom – II – 9391/3
    - Tanyzytisches Ependymom – II – 9391/3
  - Anaplastisches Ependymom – III – 9392/3
  - Myxopapilläres Ependymom – I – 9394/1
  - Subependymom – I – 9383/1

- *Choriodalplexustumoren*
  - Choriodalplexuspapillom – I – 9390/0
  - Choriodalplexuskarzinom – III – 9390/3

- *Gliöse Tumoren ungeklärter Abstammung*
  - Astroblastom – ? – 9430/3
  - Gliomatosis cerebri – III – 9381/3
  - Chordoides Gliom des 3. Ventrikels – II – 9444/1

- *Neuronale und gemischt neuronal-gliöse Tumoren*
  - Gangliozytom – I – 9492/0
  - Dysplastisches Gangliozytom des Kleinhirns (Lhermitte-Duclos) – I – 9493/0
  - Desmoplastisches infantiles Astrozytom/Gangliogliom – I – 9412/1
  - Dysembryoplastischer neuroepithelialer Tumor (DNT) – I – 9413/0
  - Gangliogliom – I–II – 9505/1
  - Anaplastisches Gangliogliom – III – 9505/3
  - Zentrales Neurozytom – II – 9506/1
  - Zerebelläres Liponeurozytom – I–II – 9506/1
  - Paragangliom des Filum terminale – I – 8680/1

- *Neuroblastische Tumoren*
  - Olfaktorisches Neuroblastom (Esthesioneuroblastom) – ? – 9522/3
  - Olfaktorisches Neuroepitheliom – ? – 9523/3
  - Neuroblastome der Nebenniere und des sympathischen Nervensystems – ? – 9500/3

- *Pinealisparenchymtumoren*
  - Pineozytom – II – 9361/1
  - Pineoblastom – IV – 9362/3
  - Pinealisparenchymtumor intermediärer Differenzierung – III–IV – 9362/3

- *Embryonale Tumoren*
  - Medulloepitheliom – IV – 9501/3
  - Ependymoblastom – IV – 9392/3
  - Medulloblastom – IV – 9470/3
    - Desmoplastisches Medulloblastom – IV – 9471/3
    - Großzelliges Medulloblastom – IV – 9474/3
    - Medullomyoblastom – IV – 9472/3
    - Melanotisches Medulloblastom – IV – 9470/3
  - Supratentorialer primitiver neuroektodermaler Tumor (PNET) – IV – 9473/3
    - Neuroblastom – IV – 9500/3
    - Ganglioneuroblastom – IV – 9490/3
  - Atypischer teratoid/rhabdoider Tumor – IV – 9508/3

Tumoren der peripheren Nerven[1]

- *Schwannom*
  - (Neurilem(m)om, Neurinom) – I – 9560/0
    - Zelluläres Schwannom – I – 9560/0
    - Plexiformes Schwannom – I – 9560/0
    - Melanotisches Schwannom – I – 9560/0

- *Neurofibrom – I – 9540/0*
  - Plexiformes Neurofibrom – I – 9550/0

- *Perineuriom – I – 9571/0*
  - Intraneurales Perineuriom – I – 9571/0
  - Weichteilperineuriom – I – 9571/0

- *Maligner peripherer Nervenscheidentumor (MPNST) – III–IV – 9540/3*
  - Epitheloider MPNST – III–IV – 9540/3
  - MPNST mit mehrfacher mesenchymaler und/oder epithelialer Differenzierung – III–IV – 9540/3
  - Melanotischer MPNST – III–IV – 9540/3
  - Melanotischer psammomatöser MPNST – III–IV – 9540/3

---

[1] Soweit im vorliegenden Beitrag von Tumoren der peripheren Nerven gesprochen wird, sind nur solche Tumoren gemeint, die im intrakraniellen und intraspinalen Raum wachsen und damit den besonderen Verhältnissen dieser präformierten Räume Rechnung tragen (s. 2.1). Dabei ergeben sich naturgemäß gewisse Überschneidungen mit den Weichgewebetumoren. Dies betrifft insbesondere die sog. Zwerchsackneurinome an den Rückenmarkwurzeln, die sowohl intra- als auch extraspinal wachsen.

Tumoren der Meningen
- *Tumoren der meningotheliomatösen Zellen*
  - Meningeom o. n. A. – I–III – 9530/0
    - Meningotheliomatöses Meningeom – I – 9531/0
    - Fibröses (fibroblastisches) Meningeom – I – 9532/0
    - Transitionelles (gemischtes-, Übergangsmeningeom) – I – 9537/0
    - Psammomatöses Meningeom – I – 9533/0
    - Angiomatöses Meningeom – I – 9534/0
    - Mikrozystisches Meningeom – I – 9530/0
    - Sekretorisches Meningeom – I – 9530/0
    - Lymphoplasmazellreiches Meningeom – I – 9530/0
    - Metaplastisches Meningeom – I – 9530/0
    - Klarzellmeningeom – II – 9538/1
    - Chordoides Meningeom – II – 9538/1
    - Atypisches Meningeom – II – 9539/1
    - Papilläres Meningeom – III – 9538/3
    - Rhabdoides Meningeom – III – 9538/3
    - Anaplastisches Meningeom – III – 9530/3

- *Mesenchymale, nichtmeningotheliomatöse Tumoren*
  - Lipom – 8850/0
  - Angiolipom – 8861/0
  - Hibernom – 8880/0
  - (Intrakranielles) Liposarkom – 8850/3
  - Solitärer fibröser Tumor – 8815/0
  - Fibrosarkom – 8810/3
  - Malignes fibröses Histiozytom – 8830/3
  - Leiomyom – 8890/0
  - Leiomyosarkom – 8890/3
  - Rhabdomyom – 8900/0
  - Rhabdomyosarkom – 8900/3
  - Chondrom – 9220/0
  - Chondrosarkom – 9220/3
  - Osteom – 9180/0
  - Osteosarkom – 9180/3
  - Osteochondrom – 9210/0
  - Hämangiom – 9120/0
  - Epitheloides Hämangioendotheliom – 9133/1

- Hämangioperizytom – II–III – 9150/1
- Angiosarkom – 9120/3
- Kaposi-Sarkom – 9140/3

- *Primäre melanozytische Läsionen – I–IV*
  - Diffuse Melanozytose – 8728/0
  - Melanozytom, meningeales – 8728/1
  - Malignes Melanom – 8720/3
  - Meningeale Melanomatose – 8728/3

- *Tumoren unsicherer Histogenese*
  - Hämangioblastom – I – 9161/1

Lymphome und hämatopoetische Tumoren

- *Maligne Lymphome – 9590/3*
- *Plasmozytom – 9731/3*
- *Granulozytäres Sarkom – 9930/3*

Keimzelltumoren

- *Germinom – 9064/3*
- *Embryonales Karzinom – 9070/3*
- *Dottersacktumor – 9071/3*
- *Choriokarzinom – 9100/3*
- *Teratom – 9080/1*
  - Reifes Teratom – 9080/0
  - Unreifes Teratom – 9080/3
  - Teratom mit maligner Transformation – 9084/3

- *Gemischter Keimzelltumor – 9085/3*

Tumoren der Sellaregion

- *Kraniopharyngeom – I – 9350/1*
  - Adamantinöses Kraniopharyngeom – I – 9351/1
  - Papilläres Kraniopharyngeom – I – 9352/1

- *Granularzelltumor – I – 9582/0*

Metastatische Tumoren

3.4 Alphabetische Liste der ZNS-spezifischen Tumortypen mit ICD-O-Morphologie-Codenummer/WHO-Grad, Definitionen und klinischen Hinweisen

Astroblastom/9430/3/WHO ?

Definition

Astroblastome sind homogene gliöse Tumoren, die ein typisches Muster besitzen: Sie bilden Pseudorosetten aus großen Zellen, deren sich nicht verjüngender Fortsatz zum zentralen Gefäß gerichtet ist. Ein ähnliches Muster kann in benignen oder malignen Astrozytomen und Glioblastomen vorkommen. Die Bezeichnung Astroblastom sollte für die seltenen Tumoren vorbehalten sein, in denen dieses Muster insgesamt vorherrscht und Herde von üblicher Astrozytom- oder Ependymomstruktur fehlen.

Klinische Hinweise

Selten. Tumor des jüngeren Erwachsenenalters, gelegentlich bei Kindern, selten Kleinkindern oder Säuglingen. Sitz meist in den Großhirnhemisphären, aber auch in allen anderen Teilen des ZNS. Symptomatik je nach Lokalisation: herdförmig oder Allgemeinsymptome. Therapie: möglichst vollständige Exstirpation, evtl. Nachbestrahlung bei histologisch nachgewiesenen Malignitätskriterien.

Astrozytom, anaplastisches/9401/3/WHO III

Definition

Diffus infiltrierendes Astrozytom mit erhöhter Zelldichte, Kernatypien und Mitosen. Das Auftreten von Gefäßglomerula und Girlanden bedeutet den Übergang zum Glioblastom und ist mit der Diagnose anaplastisches Astrozytom nicht mehr vereinbar.

Klinische Hinweise

Häufigkeitsgipfel 4.–5. Dekade. Meist lokalisiert in den Großhirnhemisphären und Stammganglien, selten hintere Schädelgrube. Klinisch auffällig durch Krampfanfälle, fokale neurologische Symptomatik und Hirndruckzeichen. Therapie: möglichst vollständige Exstirpation, Nachbestrahlung mit Gesamtdosis 55–60 Gy. Adjuvante Chemotherapie. Mediane Überlebenszeit nach Diagnosestellung 3–5 Jahre.

Astrozytom, diffuses/9400/3/WHO II

Definition

Diese Tumoren bestehen aus gut differenzierten gemistozytischen oder fibrillären Astrozyten in einer lockeren, oft kleinzystischen Matrix. Mitosen, Nekrosen, Gefäßproliferate fehlen fast ganz.

Klinische Hinweise

Häufiger primärer Hirntumor. Meist lokalisiert in Großhirnhemisphären und Stammganglien, selten in hinterer Schädelgrube. Klinik je nach Lokalisation. Krampfanfälle häufiger bei niedriger malignen Formen; bei maligneren Varianten eher Hirndruckzeichen neben fokalen Ausfällen. Therapie operativ, Nachbestrahlung und adjuvante Chemotherapie fakultativ. Überlebenszeit abhängig von Radikalität der Tumorentfernung ca. 5 Jahre.

Astrozytom, fibrilläres/9420/3/WHO II

Definition

Häufigste Variante eines Astrozytoms, bestehend aus fibrillären neoplastischen Astrozyten. Kernatypien sind vorhanden, Mitosen, Nekrosen und Gefäßproliferate fehlen. Vereinbar mit der Diagnose sind vereinzelte Mitosen und versprengtes oder fokales Auftreten gemistozytischer Zellen.

Klinische Hinweise

Mit 20–30% häufigste Variante der niedergradigen Astrozytome. Häufigkeitsgipfel in der 3. und 4. Dekade. Lokalisiert meist in Großhirnhemisphären, seltener in Stammganglien, noch seltener in hinterer Schädelgrube. Klinisch meist Anfälle, seltener fokale neurologische Symptomatik oder Hirndruckzeichen. Therapie der Wahl bei Abgrenzbarkeit: vollständige Exstirpation. Fraktionierte Nachbestrahlung kontrovers. Insbesondere bei nichtoperablen Tumoren oder Tumorresten: interstitielle Bestrahlung mit Radionuklidimplantation. Mittlere Überlebenszeit 7–10 Jahre.

Astrozytom, gemistozytisches/9411/3/WHO II

Definition

Astrozytomvariante mit deutlichem, wenn auch variablem Anteil gemistozytischer Astrozyten, die mehr als 20% der Tumorzellen ausmachen sollten. Das Vorkommen einzelner Gemistozyten in anderen astrozytären Tumoren rechtfertigt diese Diagnose nicht.

Klinische Hinweise

Seltene Unterart niedergradiger Astrozytome. Keine gesicherten statistischen Daten. Offenbar schlechtere Prognose als bei fibrillären Astrozytome. Erhöhtes Risiko der malignen Progression.

Astrozytom, pilozytisches/9421/1/WHO I

Definition

Astrozytischer Tumor mit geringer Zelldichte; doppeltes Muster aus unterschiedlichen Anteilen bipolarer Zellen mit Rosenthal-Fasern und einem lockeren Gewebe multipolarer Zellen mit kleinen Zysten und granulierten Körperchen. Gelegentliche Mitosen, hyperchromatische Kerne. Proliferation kleiner Gefäße und meningeale Infiltration sind vereinbar mit der

Diagnose pilozytisches Astrozytom und bedeuten kein schnelleres Wachstum.

Klinische Hinweise

Häufigkeitsgipfel im Kindes- und Jugendalter. Häufigstes Gliom bei Kindern. Bevorzugter Sitz in mittelliniennahen Strukturen: N. opticus, Chiasma, Tractus opticus, Hypothalamus, Stammganglien, Kleinhirn, Hirnstamm, Rückenmark. Seltener in den Großhirnhemisphären. Klinische Symptomatik: supratentoriell oft initial epileptische Anfälle, in der hinteren Schädelgrube Hirndruck infolge Behinderung der Liquorpassage. Therapie ist die mikrochirurgische Entfernung, sofern ohne wesentliche Morbidität möglich. Dann kann dauerhafte Heilung erreicht werden. Maligne Transformation selten. Rolle der Bestrahlung bei inkompletter Resektion unklar, dann eher interstitielle Bestrahlung. Zu erwägen bei Tumoren in inoperabler Lokalisation. Rezidive noch nach Jahrzehnten möglich.

Astrozytom, protoplasmatisches/9410/3/WHO II

Definition

Seltene Variante, überwiegend zusammengesetzt aus neoplastischen Astrozyten mit kleinem Zellkörper mit wenigen Fortsätzen, geringem Gehalt an Gliafilamenten und geringer GFAP-Expression. Der Tumor ist zellarm und mitotisch inaktiv. Häufige mukoide Degenerationen und Bildung von Mikrozysten.

Astrozytom/Gangliogliom, desmoplastisches, infantiles (DIA, DIG)/9412/1/WHO I

Definition

Diagnostische Charakteristika sind solche eines langsam wachsenden oberflächlichen Glioms, das überwiegend aus neoplastischen Astrozyten zusammengesetzt ist und eine ins Auge springende retikulinhaltige desmoplastische Stromakomponente (desmoplastisches infantiles Astrozytom,

DIA), in manchen Fällen zusammen mit einem wechselnden Ausmaß neuronaler Differenzierung (desmoplastisches infantiles Gangliogliom, DIG).

Klinische Hinweise

Selten, tritt überwiegend in den beiden ersten Lebensjahren auf. Lokalisiert meist in den Großhirnhemisphären, reicht bis in den Subarachnoidalraum. Wohl keine besondere Tendenz zur malignen Transformation. Oftmals ausgeprägt zystisch verändert. Klinisch fallen Zunahme des Kopfumfangs, Hirndruckzeichen und epileptische Anfälle auf, seltener fokale neurologische Ausfälle. Therapie der Wahl ist die komplette mikrochirurgische Exstirpation, die allerdings oftmals wegen des Wachstums des Tumors um große kortikale Gefäße nicht möglich ist. Auch bei subtotaler Entfernung langjährige Verläufe möglich. Bei Serien mit medianen Nachbeobachtungszeiten von 15 (DIA) bzw. 8,7 Jahren (DIG) kein Todesfall wegen Tumorrezidivs berichtet. Ergänzende Chemotherapie wird von einigen Autoren trotz der Klassifikation als WHO I empfohlen.

Choroidalplexuskarzinom/9390/3/WHO III

Definition

Solider Tumor mit Malignitätszeichen: Kernpolymorphie, reichlich Mitosen, verschobene Kernplasmarelation, Zelldichte und Aufhebung der papillären Struktur zugunsten diffusen infiltrativen Wachstums mit Nekrosen.

Klinische Hinweise

Etwa 3% aller Tumoren des ZNS bei Kindern und Jugendlichen sind Plexustumoren (nicht -karzinome!), meist bei Kindern unter 2 Jahren. Lokalisation meist in den Seitenventrikeln, selten im 3. Ventrikel. Bei Erwachsenen gewisse Häufung im 4. Ventrikel. Klinisch meist auffällig durch Symptome eines Hydrozephalus. Therapie der Wahl ist die möglichst vollständige mikrochirurgische Exstirpation. Adjuvante Radiotherapie.

Choriodalplexuspapillom/9390/0/WHO I

Definition

Dieser benigne papilläre Tumor ist zusammengesetzt aus feinen fibrovaskulären Bindegewebssträngen, die durch ein einschichtiges Epithel kuboidaler oder säulenartig angeordneter Zellen bedeckt ist, mit runden oder ovalen basal liegenden gleichförmigen Kernen. Mitotische Aktivität, Hirninfiltration oder Nekrosen von Bedeutung sind nicht vorhanden.

Klinische Hinweise

Siehe Choroidalplexuskarzinom. Bei Totalexstirpation kann von dauerhafter Heilung ausgegangen werden. Bestrahlung bei vollständiger Resektion ist nicht erforderlich.

Ependymoblastom/9392/3/WHO IV

Definition

Zentraler primitiver neuroektodermaler Tumor mit Zellen im äußeren Rosettenring, die diffus in die umgebende undifferenzierte Lage neuroektodermaler Zellen einstrahlen.

Klinische Hinweise

Auftreten bei Neugeborenen und Kleinkindern. Meist supratentoriell lokalisiert, mit oder ohne Beziehung zu den Ventrikeln. Häufig sehr groß. Entsprechend klinisch auffällig mit Hirndruckzeichen, auch fokale neurologische Ausfälle. Neigt zu Metastasierung auf dem Liquorweg. Wegen der Seltenheit des Tumors existieren keine erprobten Therapieprotokolle. Überlebenszeit 6–12 Monate.

Ependymom/9391/3/WHO II

Definition

Ependymome sind gut abgegrenzte, mäßig zelluläre Gliome mit monomorpher Zellgestalt. Histologisch bezeichnend sind perivaskuläre Pseudorosetten und ependymäre Rosetten. Mitosen sind selten oder nicht vorhanden. Gelegentliche nicht strichförmige Nekrosen sind vereinbar mit der Diagnose eines Ependymoms, WHO-Grad II.

Klinische Hinweise

Ependymome aller Untergruppen machen zusammen 2–4% der intrakraniellen Tumoren aus, jedoch 60% der spinalen Gliome. Ein Häufigkeitsgipfel zwischen dem 8. und 15. Lebensjahr, ein zweiter bei 30–40 Jahren, betrifft dann besonders spinale Tumoren. Lokalisation im oder nahe dem Ventrikelsystem mit Beziehung zum Ependym, am häufigsten im 4. Ventrikel und den Seitenventrikeln.

Ependymom, anaplastisches/9392/3/WHO III

Definition

Anaplastische Ependymome zeigen stärkere Zelldichte und deutliche mitotische Aktivität, oft vergesellschaftet mit Proliferation kleiner Gefäße und Nekrose mit Pseudopalisaden. Perivaskuläre Rosetten sind histologisch charakteristisch, während ependymäre Rosetten selten oder nicht vorhanden sind.

Klinische Hinweise

In bis zu 20% der Fälle Absiedlungen auf dem Liquorweg, spontan und auch operativ bedingt. Klinisch auffällig durch Hirndruckzeichen infolge Blockierung der Liquorpassage, epileptische Anfälle, weniger wichtig fokale neurologische Ausfälle. Therapie der Wahl ist die komplette mikrochirurgische Exstirpation. Bei subtotaler Resektion (Boden des 4. Ventrikels!)

und beim anaplastischen Ependymom fraktionierte Nachbestrahlung. Fünfjahresrezidivfreiheit bei Kindern mit Erkrankungsalter unter 4 Jahren 0–12%, bei älteren Kindern und Erwachsenen 60%. Bestrahlung des gesamten Liquorraums bei nachgewiesener liquorgener Aussaat. Chemotherapie bei kleinen Kindern zum Erreichen eines „bestrahlungsfähigen" Alters.

Ependymom, myxopapilläres/9394/1/WHO I

Definition

Myxopapilläre Ependymome sind charakterisiert durch rechteckige oder längliche Tumorzellen, die sowohl GFAP exprimieren als auch perivaskuläre Anordnung zeigen. Eine schleimige Grundsubstanz liegt zwischen Tumorzellen und Gefäßen, teils auch in Mikrozysten. Mitosen sind selten oder fehlen.

Klinische Hinweise

Für spinale Ependymome, häufig myxopapillär, WHO I, gilt gleichfalls die mikrochirurgische Exstirpation als Therapie der Wahl. In diesen Fällen Rolle der Strahlentherapie unklar. Hier kann dauerhafte Rezidivfreiheit erreicht werden.

Ependymom, papilläres/9393/3/WHO II

Definition

Seltene Variante mit papillärem Bau.

Ependymom, tanyzytisches/9391/3/WHO II

Definition

Neue Variante mit bipolaren sog. Tanyzyten, subependymären Zellen.

Ependymom, zelluläres/9391/3/WHO II

Definition

Variante mit Zellreichtum, aber oft wenig deutlicher Pseudorosetten- und Rosettenbildung.

Gangliogliom/9505/1/WHO I–II

Definition

Gangliogliome zeigen eine zusätzliche neoplastische gliöse Beteiligung, üblicherweise Astrozyten, die durch ein Retikulinfaserwerk umgeben werden. Gelegentliches Auftreten von Mitosen ist vereinbar mit der Diagnose eines Ganglioglioms. Nekrosen kommen nicht vor, es sei denn, die gliöse Komponente entwickelt sich in Richtung Malignität.

Klinische Hinweise

Zusammen mit den Gangliozytomen machen sie ca. 0,4% der Tumoren des ZNS aus und ca. 1,3% der intrazerebralen Tumoren. Häufigste Lokalisation im Temporallappen. Vorkommen aber auch im gesamten ZNS. Mittleres Alter der Patienten bei Diagnosestellung 10–25 Jahre. Machen sich am häufigsten durch epileptische Anfälle bemerkbar, v. a. als Temporallappenepilepsie, sonst durch fokale neurologische Ausfälle. Therapie der Wahl ist die mikrochirurgische Totalentfernung. Dadurch kann dauerhafte Heilung erreicht werden. Bei Lokalisation in den Großhirnhemisphären wird für 95% der Patienten ein fünfjahreereignisfreies Überleben beschrieben. Bei Resttumoren kann Nachbestrahlung erwogen werden, ist aber besser für den Fall der sekundären Malignisierung in Reserve zu halten.

Gangliogliom, anaplastisches/9505/3/WHO III

Definition

Maligne (gliöse) Variante des Ganglioglioms.

Klinische Hinweise

Etwa 5% der Gangliogliome. Rezidivrate wesentlich höher als bei niedergradigen Gangliogliomen. Bei subtotaler Exstirpation wird Nachbestrahlung empfohlen; diese ist in ihrer Wirksamkeit aber noch nicht endgültig abzuschätzen. Rolle der Chemotherapie gleichfalls unklar.

Ganglioneuroblastom/9490/3/WHO IV

Definition

Untergruppe primitiver neuroepithelialer Tumoren mit gangliozytärer Differenzierung.

Klinische Hinweise

Zerebrale Neuroblastome sind selten, sie machen ca. 1% der kindlichen Hirntumoren aus. Mehr als die Hälfte der Tumoren treten vor dem 6. Lebensjahr auf. Betreffen meist die Frontal- oder Frontoparietalregion, selten Rückenmark oder Pons. Therapiemöglichkeiten sind operative Entfernung, Nachbestrahlung und Chemotherapie. Wegen der Seltenheit der Tumoren gibt es keine abgesicherten Therapieempfehlungen.

Gangliozytom/9492/0/WHO I

Definition

Gangliozytome sind aus unregelmäßigen Gruppen von großen multipolaren neuronalen Perikarya zusammengesetzt, die oft dysplastische Zeichen besitzen. Das Stroma besteht aus nichtneoplastischen gliösen Elementen und einem Netzwerk von Retikulinfasern, das perivaskulär angeordnet sein kann.

Klinische Hinweise

Siehe Gangliogliom; werden von einzelnen Autoren auch als Hamartome aufgefasst. Therapie der Wahl ist komplette mikrochirurgische Exstirpation, wenn möglich. Maligne Transformation ist nicht beschrieben.

Gangliozytom des Kleinhirns (Lhermitte-Duclos), dysplastisches/9493/0/WHO I

Definition

Benigne Massenvergrößerung des Kleinhirns mit organartigem Bau.

Klinische Hinweise

Sehr selten. Meist in der 3. und 4. Lebensdekade. Symptomatisch durch Hirndruckzeichen infolge Liquorpassagebehinderung oder durch Kleinhirnsymptome. Nach Tumorexstirpation Überlebenszeiten bis 4 Jahre berichtet. Rolle von Strahlen- und Chemotherapie unklar.

Glioblastom/9440/3/WHO IV

Definition

Anaplastischer, zellreicher Tumor, bestehend aus polymorphen, wenig differenzierten astrozytären Tumorzellen mit Kernatypien und Mitosen. Deutliche (mikro-)vaskuläre Proliferation und Nekrosen sind wesentlich für die Diagnose.

Klinische Hinweise

Häufigster Hirntumor, macht ca. 15% aller intrakraniellen Tumoren und ca. 60% aller astrozytären Tumoren aus. Inzidenz unterschiedlich mit 2–10 Neuerkrankungen/100.000 angegeben. Häufigkeitsgipfel im 5. und 6. Lebensjahrzehnt. Lokalisation meist in den Großhirnhemisphären, seltener Kleinhirn, selten Hirnstamm oder Rückenmark. Klinisch durch Hirndruckzeichen oder fokale neurologische Ausfälle auffällig, seltener durch epileptische Anfälle. Im Vordergrund der Therapie steht die möglichst vollständige (früh postoperativ CT- oder besser MR-kontrollierte) Tumorexstirpation. Vollständige Resektion geht mit einer signifikant längeren Überlebenszeit einher. Adjuvante Strahlentherapie führt zu weiterer Verlängerung der Überlebenszeit. Chemotherapie kann zu weiterer Verbesserung der Ergebnisse führen. Alle anderen Therapien (Gentherapie, Immuntherapie etc.) sind bislang experimentell.

Gliomatosis cerebri/9381/3/WHO III

Definition

Die Gliomatosis cerebri setzt sich histologisch zusammen aus länglichen gliösen Zellen, die Astrozyten ähneln. Die Kerne sind oval bis länglich und oft hyperchromatisch. Bei Infiltration zwischen die Markscheiden bilden die Zellen parallele Stränge entlang der Nervenfasern, die die lokale Histoarchitektur widerspiegeln. Die Kernteilungstätigkeit ist unterschiedlich. Gefäßproliferation ist meist nicht vorhanden.

Klinische Hinweise

Selten. Kann als diffuse gliomatöse Durchsetzung weiter Teile des Gehirns aufgefasst werden. Betrifft alle Lebensalter, jedoch Häufung in der 4. Dekade. Kann alle Teile des ZNS, selten Rückenmark betreffen. Klinische Symptomatik uncharakteristisch. Therapeutisch kommt allenfalls eine Strahlentherapie in Frage. Ergebnisse sind nicht dokumentiert. Verlauf über Wochen bis Jahre.

Gliom des 3. Ventrikels, chordoides/9444/1/WHO II

Definition

Chordoide Gliome sind kompakte Tumoren, die aus Bändern oder Inseln epitheloider Tumorzellen zusammengesetzt sind, die sich innerhalb eines mukösen Stromas befinden. Lymphoplasmozytäre Infiltrate sind typisch. Immunhistochemie und Ultrastruktur zeigen eine gliöse Ableitung.

Gliosarkom/9442/3/WHO IV

Definition

Ein Gewebemuster mit doppelter Differenzierung – gliomatös und mesenchymal – ist entscheidend für die Diagnose Gliosarkom. Das Vorkommen von Spindelzellen im Glioblastom ist für die Diagnose nicht ausreichend; neoplastische mesenchymale Erscheinung und Retikulinfasern sind erforderlich.

Klinische Hinweise

In 10–15% der Glioblastome nachweisbarer mesenchymaler Anteil. Sonst keine Unterschiede zu Glioblastomen, s. dort.

Granularzelltumor/9582/0/WHO I

Definition

Granularzelltumoren bestehen aus dicht gepackten polygonalen Zellen mit deutlichem eosinophilem granulärem PAS-positivem Zytoplasma.

Klinische Hinweise

Sehr seltene Tumoren der Hirn- oder peripheren Nerven.

Hämangioblastom/9161/1/WHO –

Definition

Gutartiger Tumor unklarer Histogenese, der aus Stromazellen und massenhaft Kapillaren zusammengesetzt ist. Etwa 25% der Hämangioblastome sind mit der v. Hippel-Lindau-Erkrankung vergesellschaftet.

Klinische Hinweise

Intrakraniell fast ausschließlich in der hinteren Schädelgrube lokalisiert, sonst auch spinal. Weniger als 2% der intrakraniellen Tumoren. Bei sporadischen Fällen Altersgipfel in der 5. Dekade, im Rahmen eines v. Hippel-Lindau-Syndroms früher. Klinische Symptomatik der oft zystischen Tumoren meist Hirndrucksymptomatik wegen Liquorpassagebehinderung, seltener Kleinhirnzeichen, spinale Symptomatik. Therapie der Wahl ist die mikrochirurgische Totalexstirpation, die dauerhafte Heilung bringen kann. Im Rahmen eines v. Hippel-Lindau-Syndroms ist mit Auftreten von Zweittumoren zu rechnen.

Klarzellependymom/9391/3/WHO I

Definition

Ependymom mit Oligodendrogliom-ähnlichem Bau.

Klarzellmeningeom/9538/1/WHO II

Definition

Ein Meningeom, das häufig keine Wachstumsmuster aufweist, zusammengesetzt aus polygonalen Zellen mit einem klarzelligen, glykogenhaltigen Zytoplasma.

Klinische Hinweise

Selten. Soll gehäuft im Kindesalter auftreten. Erhöhtes Rezidivrisiko berichtet.

Kraniopharyngeom/9350/1/WHO I

Definition

Gutartiger, teils zystischer Tumor der Sellaregion, vermutlich aus der Rathke-Tasche entstanden.

Klinische Hinweise

1,5–4,5% aller intrakraniellen Tumoren, 5–10% der intrakraniellen Tumoren bei Kindern. Mehr als 50% der Kraniopharyngeome treten bei Patienten unter 20 Jahren auf. Meist suprasellär mit intrasellärem Anteil. Sehr häufig mit zystischem Anteil. Klinisch auffällig durch Chiasmakompression, endokrinologische Störungen (Kompression der Hypophyse, des Hypophysenstiels oder Hypothalamus) oder Zeichen des erhöhten intrakraniellen Drucks (Verlegung der Liquorabflusswege). Therapie der Wahl ist die totale mikrochirurgische Exstirpation. Bei Belassen von Resten ist die Wahrscheinlichkeit des Rezidivwachstums hoch. Es sind Zehnjahresüberlebensraten von ca. 65–95% berichtet worden. Bei Belassen von Tumorresten kommt die adjuvante Strahlentherapie in Frage. Palliativ Zystenfensterung oder stereotaktische Zystenpunktion und -entleerung.

Kraniopharyngeom, adamantinöses/9351/1/WHO I

Definition

Adamantinöse Kraniopharyngeome bestehen aus breiten Zelllagen, Bändern oder Brücken von mehrschichtigem Plattenepithel mit peripherer Palisadenstellung der Kerne. Diagnostische Charakteristika sind zusätzlich Knötchen von kompaktem feuchtem Keratin und dystrophischer Verkalkung.

Kraniopharyngeom, papilläres/9352/1/WHO I

Definition

Papilläre Kraniopharyngeome sind zusammengesetzt aus Feldern von Plattenepithel, die auseinanderweichen, um Pseudopapillen zu bilden. Hierbei kommen keine Kernpalisaden, kein feuchtes Keratin, keine Verkalkungen und keine Cholesterinablagerungen vor.

Klinische Hinweise

Fast nur bei Erwachsenen.

Liponeurozytom, zerebelläres/9506/1/WHO I–II

Definition

Isomorpher Rundzelltumor mit neuronaler und fokaler lipomatöser Differenzierung und geringer Proliferationsrate.

Klinische Hinweise

Selten. Tumor des Kleinhirns (Wurm oder paramedian in den Hemisphären). Durchschnittsalter der bisher berichteten Fälle 50 Jahre. Klinisch auffällig durch Hirndruckzeichen bei Verlegung der Liquorabflusswege oder durch Kleinhirnsymptomatik. Nach vollständiger mikrochirurgischer Exstirpation Langzeitverläufe bekannt.

Medulloblastom/9470/3/WHO IV

Definition

Das klassische Medulloblastom setzt sich aus dicht gelagerten Zellen mit runden, ovalen oder rübenförmigen Kernen zusammen, deren chromatindichter Kern von schütterem Zytoplasma umgeben ist. Neuroblastische Rosetten sind typisch, aber nicht obligat.

Klinische Hinweise

Maligner Kleinhirntumor vornehmlich des Kindesalters. Etwa 25% aller Gehirntumoren des Kindesalters, 2–4% aller Gehirntumoren. Altersgipfel 7./8. Lebensjahr, 70% der Patienten jünger als 16 Jahre. Zweiter Altersgipfel im jüngeren Erwachsenenalter (80% bei Patienten zwischen 21 und 40 Jahren). Entsteht meist im Kleinhirnwurm, bei zunehmendem Alter mehr in den Kleinhirnhemisphären. Neigung zur Aussaat auf dem Liquorweg (bei bis zu 1/3 der Patienten bereits zum Zeitpunkt der Diagnosestellung). Klinisch auffällig durch Hirndrucksymptomatik infolge Verlegung der Liquorpassage oder durch Kleinhirnzeichen. Unter kombinierter Therapie mit möglichst vollständiger mikrochirurgischer Tumorexstirpation, kraniospinaler Bestrahlung (wenn aufgrund des Alters des Patienten möglich) und Chemotherapie werden Fünfjahresüberlebensraten von 50–70% erreicht.

Medulloblastom, desmoplastisches/9471/3/WHO IV

Definition

Medulloblastom mit starker Retikulinfaserproduktion und charakteristischen faserfreien blassen Inseln.

Klinische Hinweise

Variante des Medulloblastoms, die vornehmlich im Jugend- und jüngeren Erwachsenenalter auftritt. Lokalisiert mehr in den Kleinhirnhemisphären. Bessere Prognose als beim „klassischen" Medulloblastom berichtet, aber nicht unumstritten.

Medulloblastom, großzelliges/9474/3/WHO IV

Definition

Seltene Variante mit abnorm großen „rhabdoiden" Zellen.

Klinische Hinweise

Seltene Variante mit malignerem Verhalten: Erhöhte Neigung zur Aussaat auf dem Liquorweg. Mediane Überlebenszeit 9 Monate trotz kraniospinaler Bestrahlung.

Medulloblastom, melanotisches/9470/3/WHO IV

Definition

Seltenes pigmentiertes Medulloblastom.

Klinische Hinweise

Seltene Variante mit Auftreten im Kindesalter. Schlechtere Prognose als das „klassische" Medulloblastom.

Medullomyoblastom/9472/3/WHO IV

Definition

Der mikroskopische Aspekt ist weitgehend der eines Medulloblastoms mit fokaler myogener Differenzierung.

Klinische Hinweise

Seltene Variante mit Auftreten meist im Kindesalter, aber auch Fälle im Erwachsenenalter beschrieben. Prognose wohl wie bei „klassischem" Medulloblastom, eher etwas schlechter.

Medulloepitheliom/9501/3/WHO IV

Definition

Ein maligner Tumor, der das embryonale Neuralrohr imitiert und sich in papillären oder trabekulären Anordnungen des neoplastischen Neuroepithels mit einer äußeren Grenzmembran ausbildet. Medulloepitheliome entwickeln sich oft in verschiedene Differenzierungslinien und können so neurale gliöse und mesenchymale Elemente enthalten.

Klinische Hinweise

Seltener maligner Tumor mit Auftreten im Neugeborenenalter oder bei Kindern bis 5 Jahren. Sowohl supra- wie infratentoriell. Neigung zur Aussaat auf dem Liquorweg. Klinisch auffällig meist durch Hirndruckzeichen, da Tumoren bei Diagnosestellung meist schon sehr groß. Mediane Überlebenszeit trotz kombinierter mikrochirurgischer Exstirpation, Bestrahlung und Chemotherapie knapp ein Jahr. Aber auch Langzeitverläufe nach Kombinationstherapie berichtet.

Melanomatose, meningeale/8728/3

Definition

Diffuse meningeale Ausbreitung eines malignen Melanoms, möglicherweise primär dort wachsend.

Klinische Hinweise

Selten, weniger als 0,1% der intrakraniellen Tumoren. Vorkommen kranial und spinal. Sehr variable klinische Symptomatik, die von Ausbreitung und Lokalisation abhängig ist: Psychosyndrom, epileptische Anfälle, Hirndruckzeichen bei Hydrozephalus. Schlechte Prognose, auch bei Fehlen histologischer Malignitätszeichen.

Melanozytom, meningeales/8728/1

Definition

Gutartiger, meist gut pigmentierter Tumor.

Klinische Hinweise

Selten, weniger als 0,1% der intrakraniellen Tumoren. Betrifft alle Altersgruppen. Vorkommen spinal und kranial mit Häufung in der Gegend des

Foramen magnum, Cavum Meckeli und des thorakalen Spinalkanals, wo sanduhrförmige Tumoren ausgebildet werden können. Neurologische Symptomatik abhängig von der Lokalisation. Trotz Fehlens histologischer Anaplasiezeichen hohe Rezidivneigung.

Melanozytose, diffuse/8728/0

Definition

Diffuses Wachstum eines gutartigen melanotischen Tumors ohne Infiltration.

Klinische Hinweise

Ausbreitung in den Virchow-Robin-Räumen ohne eigentliche Infiltration des Gehirns. Diffuse Verdickung der Meningen. Sehr variable klinische Symptomatik. Diagnosesicherung durch liquorzytologische Untersuchung.

Meningeom o. n. A./9530/0

Definition

Meist, aber nicht obligat langsam wachsende Tumoren der Meningen.

Klinische Hinweise

Etwa 25% der intrakraniellen Tumoren. WHO I. Neben Glioblastomen und Metastasen häufigste intrakranielle Tumoren. Frauen deutlich häufiger betroffen als Männer (im Unterschied zu praktisch allen anderen intrakraniellen Tumoren). Auch spinal intradural häufigste Tumorart, hier meist thorakal. Frauen noch deutlich häufiger betroffen als bei intrakraniellen Tumoren. Alle Altersstufen, aber klarer Häufigkeitsgipfel in der 6. und 7. Dekade. Auch primär multiples Auftreten. Klinisch auffällig durch fokale neurologische Ausfälle, epileptische Anfälle, Psychosyndrom, seltener

Hirndruckzeichen. Therapie der Wahl ist die vollständige mikrochirurgische Exstirpation. Kann wegen Besonderheiten der Wachstumsform (im Sinus cavernosus, intraossäres Wachstum an der Schädelbasis, Wachstum en plaque, Ummauerung von Hirnnerven) in einem Teil der Fälle unmöglich sein. Trotz vollständiger Entfernung einschließlich Resektion der duralen Ansatzstelle Rezidive in bis zu 20%, ansonsten Dauerheilung möglich. Bei Rezidiv erneute Tumorexstirpation. Bestrahlung bei teilresezierten Schädelbasismeningeomen kann rezidivfreie Zeit verlängern. Sonst adjuvante Bestrahlung den anaplastischen Meningeomen vorbehalten. Chemotherapie nicht etabliert. Hydroxyharnstoff kann bei nichtresezierbaren Tumoren/Tumorresten das Wachstum verlangsamen bzw. in einzelnen Fällen zum Wachstumsstillstand führen.

Meningeom, anaplastisches/9530/3/WHO III

Definition

Ein Meningeom, das deutliche Malignitätszeichen aufweist, die weit über die Abweichungen eines atypischen Meningeomes hinausgehen.

Klinische Hinweise

Häufiger bei Kindern oder jungen Erwachsenen. Neigen zu schnellem Rezidivwachstum. An möglichst vollständige mikrochirurgische Exstirpation sollte Nachbestrahlung angeschlossen werden. Rolle der Chemotherapie noch unklar.

Meningeom, angiomatöses/9534/0/WHO I

Definition

Ein Meningeom mit starker Gefäßbeteiligung, jedoch auf dem Hintergrund eines sonst typischen Meningeoms.

Klinische Hinweise

Siehe Meningeom o. n. A.

Meningeom, atypisches/9539/1/WHO II

Definition

Ein Meningeom mit erhöhter mitotischer Tätigkeit oder 3 oder mehr der folgenden Charakteristika: Erhöhte Zelldichte, kleine Zellen mit erhöhter Kernplasmarelation, prominente Nukleoli, diffuses Wachstum ohne Musterbildung und Herde von spontanen oder landkartenartigen Nekrosen.

Klinische Hinweise

Etwa 5% der Meningeome. Gegenüber den Meningeomen WHO I erhöhte Rezidivrate. Therapie der Wahl möglichst vollständige mikrochirurgische Exstirpation. Engmaschige postoperative Kontrollen ratsam. Aber bisher keine Empfehlung zu adjuvanter Therapie.

Meningeom, chordoides/9538/1/WHO I–II

Definition

Ein Meningeom, das Bezirke enthält, die histologisch einem Chordom ähneln, mit Balken eosinophiler, vakuolisierter Zellen und einem schleimigen Hintergrund.

Klinische Hinweise

Seltene Variante, ansonsten s. Meningeom o. n. A.

Meningeom, fibröses (fibroblastisches)/9532/0/WHO I

Definition

Spindelzellen, die Fibroblasten ähneln, bilden parallele und sich überlappende Bündel in einer Matrix, die reich an Kollagen und Retikulin ist. Einrollungsfiguren und Psammomkörner sind selten.

Klinische Hinweise

Siehe Meningeom o. n. A.

Meningeom, lymphoplasmazellreiches/9530/0/WHO I

Definition

Meningeom mit erheblichen chronisch-entzündlichen Infiltraten, wobei die Menigeomstruktur oft zurücktritt.

Klinische Hinweise

Selten, ansonsten s. Meningeom o. n. A. Offenbar keine Unterschiede in der Prognose im Vergleich zu anderen Meningeomen. WHO I trotz der ausgeprägten Immunreaktion.

Meningeom, meningotheliomatöses/9531/0/WHO I

Definition

In dieser klassischen und häufigen Variante bilden die Tumorzellen Läppchen, die durch dünne Kollagensepten umgeben werden. Wie in der normalen Arachnoidea sind die Tumorzellen weitgehend gleichförmig mit ovalen Kernen, die oft zentrale Aufhellungen besitzen.

Klinische Hinweise

„Klassisches" Meningeom, synonym „synzytiales Meningeom", s. Meningeom o. n. A.

Meningeom, metaplastisches/9530/0/WHO I

Definition

Ein Meningeom mit deutlicher fokaler mesenchymaler Differenzierung.

Klinische Hinweise

Selten. Bedeutung der mesenchymalen Differenzierungen hinsichtlich Prognose noch unklar.

Meningeom, mikrozystisches/9530/0/WHO I

Definition

Diese Variante ist charakterisiert durch Zellen mit elongierten Fortsätzen und durch einen lockeren, schleimigen Hintergrund, wobei der Eindruck von vielen kleinen Zysten entsteht. Pleomorphe Zellen können häufig vorkommen.

Klinische Hinweise

Siehe Meningeom o. n. A.

Meningeom, papilläres/9538/3/WHO III

Definition

Ein seltenes Meningeom, das durch das Vorhandensein perivaskulärer Pseudopapillen mindestens in einem Teil des Tumors charakterisiert ist.

Klinische Hinweise

Selten. Häufig Invasion benachbarter Strukturen, auch des Gehirns, daher erhöhte Rezidivrate (berichtet bis zu 55%), und auch Metastasierungen in 20%. Häufigeres Auftreten bei Kindern.

Meningeom, psammomatöses/9533/0/WHO I

Definition

Diese Bezeichnung sollte für Meningeome mit vielen Psammomkörnern vorbehalten bleiben. Diese können konfluieren und bilden dann reguläre verkalkte und teilweise knöcherne Felder.

Klinische Hinweise

Bevorzugt im Spinalkanal, bei Frauen. Ansonsten s. Meningeom o. n. A.

Meningeom, rhabdoides/9538/3/WHO III

Definition

Ein Tumor mit geringer oder erheblicher Beteiligung rhabdoider Zellen mit deutlich eosinophilem Zytoplasma, die aus wirbelartig angeordneten Intermediärfilamenten bestehen und wie zelluläre Einschlüsse imponieren.

Klinische Hinweise

Selten.

Meningeom, sekretorisches/9530/0/WHO I

Definition

Das Charakteristikum dieses Typs ist das Vorkommen örtlicher epithelialer Differenzierung in der Form intrazellulärer Lichtungen, die PAS-positives, eosinophiles Material enthalten.

Klinische Hinweise

Patienten mit sekretorischen Meningeomen können erhöhte CEA-Werte aufweisen. Gewisse Kombination mit Mammakarzinomen. Sekretorische Meningeome weisen meist ein sehr ausgeprägtes peritumorales Ödem der Hirnsubstanz auf.

Meningeom, transitionelles (gemischtes-, Übergangsmeningeom)/9537/0/WHO I

Definition

Diese häufigen Tumoren haben Übergangscharakteristika zwischen einem meningotheliomatösen und fibrösen Meningeom.

Klinische Hinweise

Siehe Meningeom o. n. A.

Nervenscheidentumor, maligner peripherer (MPNST)/9540/3/WHO III–IV

Definition

Maligne periphere Nervenscheidentumoren zeigen typischerweise das Wachstum eines in Bündeln liegenden Fibrosarkoms und besitzen dicht gepackte hyperchromatische Spindelzellen mit gut ausgebildetem, leicht eosinophilem Zytoplasma.

Klinische Hinweise

Selten, ca. 5% der malignen Weichteiltumoren. Treten als primär maligne Tumoren auf oder durch Malignisierung primär benigner Neurofibrome. Betreffen Patienten der 3.–6. Lebensdekade. Insbesondere für Patienten mit Neurofibromatose Typ I besteht ein erhöhtes Risiko der Malignisierung von Neurofibromen. Sie sind ca. eine Dekade früher betroffen. Lokalisation an allen peripheren Nerven mit leichter Bevorzugung großer oder mittelgroßer Nerven. Klinisch auffällig meist durch Entwicklung eines wachsenden derben Knotens. Im Vordergrund der Therapie steht die mikrochirurgische Exzision, ggf. Nachbestrahlung und/oder Chemotherapie. Schlechte Prognose. Fünf- bzw. Zehnjahresüberlebensrate 34 bzw. 23%.

MNPST, epitheloider/9540/3/WHO III–IV

Definition

MPNST mit Vorherrschen epitheloider Zellen.

Klinische Hinweise

Seltene Variante der MPNST, macht ca. 5% dieser Tumoren aus. Keine Assoziation zu Neurofibromatose Typ 1. Soll eine bessere Prognose haben.

MNPST, melanotischer/9540/3/WHO III–IV

Definition

MNPST mit melanotischem Pigment.

MNPST, melanotischer psammomatöser/9540/3/WHO III–IV

Definition

MNPST mit melanotischem Pigment und Psammomkörnern.

MPNST mit mehrfacher mesenchymaler und/oder epithelialer Differenzierung/9540/3/WHO III–IV

Definition

MNPST mit variabler Differenzierung.

Neuroblastom, olfaktorisches/9522/3/WHO ?

Definition

Kleinzelliger maligner Tumor mit fakultativem Auftreten von Rosetten.

Klinische Hinweise

Seltener Tumor mit Häufigkeitsgipfeln bei Patienten um 20 und um 50 Jahre. Lokalisiert in der Region der Lamina cribrosa mit Infiltration und Destruktion der benachbarten Strukturen. Klinisch auffällig durch Verlegung der Nasenhöhle, Nasenbluten, Verlust des Riechvermögens, Zeichen der intrakraniellen Raumforderung. Therapie der Wahl ist mikrochirurgische möglichst vollständige Exstirpation mit adjuvanter Nachbestrahlung. Bei alleiniger chirurgischer Behandlung hohe Rezidivrate, die durch Nachbestrahlung deutlich gesenkt wird. Zusätzliche Chemotherapie scheint effektiv. Keine gesicherten adjuvanten Therapieschemata.

Neuroepitheliom, olfaktorisches/9523/3/WHO ?

Definition

Variante des olfaktorischen Neuroblastoms.

Neuroepithelialer Tumor, dysembryoplastischer (DNT)/9413/0/WHO I

Definition

Die histologischen Charakteristika des klassischen DNT sind das spezifische glioneuronale Element, charakteristiert durch ausgerichtete Säulen, die senkrecht zur Rindenoberfläche stehen. Diese werden gebildet durch Axonbündel, die durch kleine S-100-positive und GFAP-negative oligodrogliaähnliche Zellen begleitet werden. Zwischen diesen Säulen kommen frei flottierende Neurone mit normalem zytologischem Bau in einer schwach eosinophilen Matrix vor. Weiterhin gibt es verstreut GFAP-positive multipolare Astrozyten. Die komplexe Form des DNT hat eine hochcharakteristische noduläre Struktur. Niederdifferenzierte Zellen sind in beiden Läsionen vorhanden.

Klinische Hinweise

Selten. Altersgipfel in der 2. Dekade. Vorzugslokalisation im Temporallappen und hier besonders in mesialen Strukturen. Klinisch auffällig durch epileptische Anfälle, evtl. kombiniert mit kongenitalen neurologischen Auffälligkeiten. Therapie der Wahl ist die vollständige Resektion.

Neurofibrom/9540/0/WHO I

Definition

Ein Tumor, der aus neoplastischen Schwann-Zellen zusammengesetzt ist, perineuralähnlichen Zellen und Fibroblasten in einer Matrix von Kollagenfasern und Schleim.

Klinische Hinweise

Selten an Hirn- und Spinalnerven. Maligne Entartung kommt besonders im Rahmen Neurofibromatose Typ 1 vor. Klinische Symptomatik je nach

Lokalisation. Therapie der Wahl ist die vollständige mikrochirurgische Exstirpation. Damit sind Dauerheilungen erreichbar.

Neurofibrom, plexiformes/9550/0/WHO I

Definition

Spezielle Wachstumsform eines Neurofibroms.

Klinische Hinweise

Sonderform des Neurofibroms mit deutlich schlechterer Prognose.

Neurozytom, zentrales/9506/1/WHO II

Definition

Neuroepithelialer Tumor, der aus gleichförmigen Rundzellen zusammengesetzt ist, die immunhistochemisch und ultrastrukturell Zeichen neuronaler Differenzierung aufweisen. Zusätzlich kommen fibrilläre Gebiete vor, die Neuropil imitieren; der Tumor hat eine niedrige Proliferationsrate.

Klinische Hinweise

Seltene Tumoren mit Lokalisation um die Foramina Monroi. Etwa 0,25–0,5% aller intrakranieller Tumoren. Betreffen alle Altersgruppen, Häufigkeitsgipfel in der 3. Dekade. Klinisch auffällig meist durch Hirndruckzeichen bei Verlegung der Liquorpassage. Sehstörungen, kognitive Störungen, hormonelle Dysfunktion. Therapie der Wahl ist vollständige mikrochirurgische Exstirpation. Danach langjährige rezidivfreie Verläufe berichtet. Rolle einer adjuvanten Nachbestrahlung noch unklar.

Oligoastrozytom/9382/3/WHO II

Definition

Die Diagnose des Oligoastrozytoms erfordert das Vorhandensein von zwei gliösen Kompartimenten der entsprechenden Tumoren, die beide neoplastisch sein müssen.

Klinische Hinweise

Häufigkeitsangaben wegen Variabilität der morphologischen Kriterien, die zur Diagnose führen, mit Vorsicht zu interpretieren. Sollen ca. 10% der Gliome ausmachen. Medianes Alter bei Diagnosestellung ca. 45 Jahre. Lokalisation überwiegend supratentoriell, besonders Frontallappen, gefolgt von Temporallappen. Klinisch auffällig durch Persönlichkeitsveränderungen, epileptische Anfälle, fokale neurologische Ausfälle, Zeichen erhöhten intrakraniellen Drucks. Therapie: möglichst vollständige mikrochirurgische Exstirpation. Mediane Überlebenszeit von ca. 6 Jahren berichtet, Fünf- bzw. Zehnjahresüberlebensraten von 58 bzw. 32%. Nutzen einer postoperativen Bestrahlung nicht nachgewiesen.

Oligoastrozytom, anaplastisches/9382/3/WHO III

Definition

Oligoastrozytom mit histologischen Anzeichen der Anaplasie, nukleärer Atypie, zellulärer Polymorphie, hoher Zelldichte und Mitosen. Proliferation kleiner Gefäße und Nekrosen können vorhanden sein.

Klinische Hinweise

Sollen ca. 4% der Gliome ausmachen. Medianes Alter bei Diagnosestellung ca. 45 Jahre. Klinische Symptomatik wie Tumoren WHO II. Therapie: möglichst vollständige mikrochirurgische Exstirpation mit postoperativer Nachbestrahlung. Günstiger Effekt von Chemotherapieschemata mehrfach berichtet. Erscheint sinnvoll bei nachgewiesenem Resttumor. Mediane Überlebenszeiten nach Operation und Bestrahlung von 2,8 Jahren mit Fünf- bzw. Zehnjahresüberlebensraten von 36 bzw. 9% berichtet. Bei Operation, Bestrahlung und PCV-Chemotherapie mediane Überlebenszeit von knapp 50 Monaten berichtet.

Oligodendrogliom/9450/3/WHO II

Definition

Oligodendrogliome sind mäßig zellreich und zusammengesetzt aus Tumorzellen mit runden, gleichförmigen Kernen und im Paraffinschnitt aus einem geschwollenen optisch leeren Zytoplasma (Honigwabenformation). Hinzu kommen kleine Verkalkungen, mukoide oder zystische Degeneration, dichter Besatz verzweigender Kapillaren. Nukleäre Atypie und einzelne Mitosen sind vereinbar mit der Diagnose eines Oligodendroglioms WHO-Grad II. Eine deutliche mitotische Aktivität, Proliferation kleiner Gefäße und auffällige Nekrosen bedeuten eine Progression zum Oligodendrogliom WHO-Grad III.

Klinische Hinweise

Mehr als 5% aller intrakraniellen Gliome, Inzidenz etwa 0,3/100.000 Einwohner. Häufigkeitsgipfel in der 5. und 6. Dekade. Weit überwiegend supratentoriell in der weißen Substanz, selten im Kleinhirn, Hirnstamm oder Rückenmark. Klinisch auffällig häufig durch epileptische Anfälle, Kopfschmerzen, seltene fokale neurologische Ausfälle oder Hirndruckzeichen. Therapie: möglichst vollständige mikrochirurgische Exstirpation. Wert der postoperativen Bestrahlung unklar. Sollte besser erst bei Malignisierung erfolgen. Mediane postoperative Überlebenszeiten zwischen 4,5 Jahren und mehr als 10 Jahren berichtet mit Fünfjahresüberlebensraten von 38 bzw. über 60%.

Oligodendrogliom, anaplastisches/9451/3/WHO III

Definition

Ein Oligodendrogliom mit fokalen oder diffusen histologischen Zeichen für Malignität: Erhöhte Zelldichte, deutliche zytologische Atypie, hohe Kernteilungsrate. Gefäßproliferation und Nekrosen können vorhanden sein.

Klinische Hinweise

Soll zwischen 20 und 50% aller Oligodendrogliome ausmachen. Medianes Alter bei Operation ca. 50 Jahre. Lokalisation und klinische Symptomatik wie Oligodendrogliom. Therapie: möglichst vollständige mikrochirurgische Exstirpation mit postoperativer Bestrahlung. Chemotherapie bei Nachweis von Resttumor nach Therapie sinnvoll. Darunter Voll- oder Teilremissionen von 18–60 Monaten beschrieben.

Paragangliom des Filum terminale/8680/1/WHO I

Definition

Ein gut differenzierter Tumor, der normalen Paraganglien ähnelt, zusammengesetzt aus Hauptzellen (Typ 1), die in Nestern oder Läppchen vorkommen (Zellballen), umgeben von wenig auffälligen Einzelzelllagen von Stützzellen (Typ 2).

Klinische Hinweise

Seltener Tumor des Erwachsenenalters. Klinisch Zeichen der Kaudafaserkompression. Therapie ist die vollständige Exstirpation. Danach dauerhafte Heilung. Bei inkompletter Entfernung Nachbestrahlung empfohlen.

Pinealisparenchymtumor intermediärer Differenzierung/ 9362/3/WHO III–IV

Definition

Variante des Pineozytoms.

Klinische Hinweise

Betrifft alle Lebensalter, meist jedoch Erwachsenalter. Etwa 10% der Pinealisparenchymtumoren. Klinische Symptomatik wie andere Tumoren der Pinealisregion. Therapie der Wahl ist vollständige mikrochirurgische Exstirpation mit engmaschigen postoperativen Kontrollen. Wert der adjuvanten Bestrahlung nach vollständiger Entfernung nicht nachgewiesen. Prognose wegen der Seltenheit dieser Tumoren unbekannt. Überlebenszeiten von mehr als 4 Jahren nach vollständiger Tumorentfernung wurden berichtet.

Pineoblastom/9362/3/WHO IV

Definition

Pineoblastome, die die primitivste Form pinealer Parenchymtumoren bilden, sind aus einer diffusen Lage dicht gepackter kleiner Zellen zusammengesetzt mit unregelmäßig gestalteten Kernen und schütterem Zytoplasma. Große Pineozytomrosetten fehlen, aber Homer-Wright- und Flexner-Wintersteiner-Rosetten können vorhanden sein.

Klinische Hinweise

Maligner Tumor der Pinealisregion. Etwa 45% aller Pinealisparenchymtumoren. Betrifft alle Lebensalter, Häufigkeitsgipfel in der 1. Dekade. Klinisch auffällig durch fokale Symptomatik (Parinaud-Syndrom, Störungen der Pupillomotorik, Augenkoordinationsstörungen) oder durch Hirndrucksymptomatik bei Verlegung der Liquorpassage. Neigung zur Aussaat auf dem Liquorweg. Therapie: möglichst vollständige mikrochirurgische

Exstirpation und Nachbestrahlung. Kraniospinale Bestrahlung bei Nachweis von spinalen Absiedlungen unumstritten, als prophylaktische Maßnahme in ihrem Wert nicht gesichert. Adjuvante Chemotherapie sinnvoll. Unter kombinierter Behandlung Ein-, Drei- und Fünfjahresüberlebensraten von 88, 78 bzw. 58% berichtet.

Pineozytom/9361/1/WHO II

Definition

Ein gut differenzierter Tumor, aus gleichförmigen Zellen zusammengesetzt, die pineozytenähnlich sind. Er wächst in größeren Lagen und zeigt Pineozytomrosetten.

Klinische Hinweise

Alle Tumoren der Pinealisregion zusammen machen ca. 1% aller intrakraniellen Tumoren aus, von diesen sind 15–30% Pinealisparenchymtumoren. Von diesen wiederum sind ca. 45% Pineozytome. Betreffen alle Altersgruppen, Häufigkeitsgipfel zwischen 25. und 35. Lebensjahr. Klinische Symptomatik wie Pineoblastome. Therapie der Wahl ist die vollständige mikrochirurgische Exstirpation. Bei vollständiger Entfernung sind adjuvante Therapien nicht notwendig. Ein-, Drei- und Fünfjahresüberlebensraten bei vollständiger Tumorentfernung 100, 100 bzw. 67%.

Primitiver neuroektodermaler Tumor (PNET), supratentorieller/9473/3/WHO IV

Definition

Histologische lichtmikroskopische Charakteristika des zerebralen suprasellären PNETs sind grundsätzlich ähnlich denen des Medulloblastoms. Die Tumoren sind zusammengesetzt aus undifferenzierten oder wenig differenzierten neuroepithelialen Zellen, die geringfügig in ihrer morphologischen Erscheinung variieren können.

Klinische Hinweise

Seltener maligner Tumor, 15% aller PNETs. Betrifft Kinder von wenigen Wochen bis 10 Jahren, medianes Alter 5,5 Jahre. Klinisch auffällig durch Bewusstseinsstörungen, epileptische Anfälle, Hirndruckzeichen oder fokale neurologische Ausfälle. Therapie: möglichst vollständige mikrochirurgische Exstirpation, Nachbestrahlung (wenn aufgrund des Alters des Patienten möglich), Chemotherapie. Prognose schlechter als beim histologisch praktisch identischen Medulloblastom. Die Gründe hierfür sind nicht bekannt.

Riesenzellastrozytom, subependymäres/9384/1/WHO I

Definition

Ein umschriebener, oft verkalkter Tumor, der aus großen plumpen astrozytenähnlichen Zellen besteht. Sie liegen in Ansammlungen und bilden perivaskuläre Pseudorosetten. Variable Zellformen und einzelne Mitosen bedeuten keine Malignität.

Klinische Hinweise

Assoziiert mit tuberöser Sklerose. Auftreten meist in den beiden ersten Dekaden. Klinisch auffällig durch epileptische Anfälle, Hirndrucksymptomatik bei Verlegung der Liquorpassage. Vollständige mikrochirurgische Exstirpation erbringt dauerhafte Heilung.

Riesenzellglioblastom/9441/3/WHO IV

Definition

Ein Glioblastom mit vielen Riesenzellen, kleinen Zellen und einem Retikulinfasernetz.

Klinische Hinweise

Auftreten eher im jüngeren Erwachsenenalter. Etwas günstigere Prognose als sonstige Glioblastome.

Schwannom (Neurilem(m)om, Neurinom)/9560/0/WHO I

Definition

Ein Tumor, der aus spindelzelligen neoplastischen Lemozyten besteht, wobei Gebiete mit kompaktem Bau und elongierten Zellen und gelegentlicher Palisadenbildung (Antoni-A-Muster) und zellärmeren, locker netzförmig und oft verfetteten Tumorgebieten (Antoni-B) wechseln.

Klinische Hinweise

Tumor der (histol.) peripheren Nerven. Etwa 8% der intrakraniellen Tumoren und 30% der spinalen Tumoren sind Schwannome. Alle Altersgruppen betroffen, Häufigkeitsgipfel in der 4.–6. Dekade. Periphere Tumoren können als ansonsten asymptomatische derbe Knoten auffallen, spinale Tumoren durch radikuläre Schmerzen und Zeichen der Nervenwurzel- bzw. Rückenmarkkompression, und intrakranielle Tumoren durch Funktionsstörungen des betroffenen und benachbarter Nerven und durch Hirnstammkompressionszeichen, selten Hirndruckzeichen bei Verlegung der Liquorpassage. Therapie der Wahl ist die vollständige mikrochirurgische Exstirpation, die zu dauerhafter Heilung führt. Für Schwannome des Kleinhirnbrückenwinkels kommt bei Patienten mit erhöhtem Operationsrisiko die stereotaktische Bestrahlung in Frage.

Schwannom, plexiformes/9560/0/WHO I

Definition

Besondere Wachstumsform eines Schwannoms.

Klinische Hinweise

Betrifft fast ausschließlich periphere Nerven, nur ausnahmsweise Hirnnerven oder Spinalnerven. Wegen der Ausbreitungsform meist nicht vollständig entfernbar.

Schwannom, melanotisches/9560/0/WHO I

Definition

Pigmenthaltiges Schwannom.

Klinische Hinweise

Seltene Variante mit Auftreten eine Dekade früher als „klassische" Schwannome. 10% dieser Tumoren zeigen einen klinisch malignen Verlauf.

Schwannom, zelluläres/9560/0/WHO I

Definition

Zellreiches, sonst typisches Schwannom.

Klinische Hinweise

Meist paravertebrale Lokalisation. Selten Hirnnerven (meist V und VIII) betroffen. Klinisch wie „klassische" Schwannome. Evtl höhere Rezidivrate, aber bisher keine Malignisierung oder Metastasierung beschrieben.

Subependymom/9383/1/WHO I

Definition

Subependymome sind charakterisiert durch kleine Anhäufungen isomorpher Zellkerne, die in einer dichten fibrillären Matrix von gliösen Zellprozessen eingebettet sind. Kleinere Zysten sind häufig, Mitosen fehlen oder sind selten.

Klinische Hinweise

Seltener Tumor unbekannter Häufigkeit, da oft asymptomatisch. WHO I. Soll bis zu ca. 8% der Ependymome ausmachen. Betrifft alle Altersgruppen, bevorzugt Männer des mittleres und fortgeschrittenen Erwachsenenalters. Klinisch auffällig durch Hirndrucksymptomatik bei Verlegung der Liquorpassage. Gewisse Neigung zu Blutungen. Therapie der Wahl ist die mikrochirurgische Exstirpation. Malignisierung nicht bekannt.

Teratoid/rhabdoider Tumor, atypischer/9508/3/WHO IV

Definition

Ein Tumor, der Rhaboidzellen enthält. In der Regel mit zusätzlicher unterschiedlicher Beteiligung primitiver neuroektodermaler, mesenchymaler oder epithelialer Zellen.

Xanthoastrozytom, pleomorphes/9424/3/WHO II

Definition

Polymorpher Tumor, der sich aus fibrillären und oft mehrkernigen neoplastischen astrozytären Riesenzellen zusammensetzt. Diagnostische Charakteristika sind große xanthomatöse, GFAP-exprimierende Zellen, ein dichtes Retikulinfasernetz und lymphozytäre Infiltrate.

Klinische Hinweise

Seltener Tumor des Kindes- und Jugendalters, 2/3 der Patienten sind unter 18 Jahre alt. Etwa 1% der Astrozytome. Malignisierung beschrieben. Lokalisation meist supratentoriell, besonders temporal, aber auch infratentoriell und im Rückenmark beschrieben. Klinisch auffällig durch epileptische Anfälle (temporale Lokalisation) oder durch Kleinhirn- bzw. medulläre Symptomatik. Therapie: möglichst vollständige mikrochirurgische Exstirpation.

3.5 Alphabetische Liste der Synonyme der ZNS-spezifischen Tumoren

Obsolete Bezeichnungen sind in eckige Klammern gesetzt (Tabelle 3.1).

Tabelle 3.1. Tabellarische Liste der Synonyme der ZNS-spezifischen Tumoren

Synonym	Vorzugsbezeichnung	ICD-O-Codenummer
Adamantinom	Kraniopharyngeom, adamantinöses	9351/1
Aesthesioneuroblastom	Neuroblastom, olfaktorisches	9522/3
Aesthesioneuroepitheliom	Neuroepitheliom, olfaktorisches	9523/3
Ameloblastom	Kraniopharyngeom, adamantinöses	9351/1
Angioblastom	Hämangioblastom	9161/1
Arachnoidalsarkom, umschriebenes (Foerster-Gagel)	Medulloblastom, desmoplastisches	9471/3
Astrogliom	Astrozytom, diffuses	9400/3
Astrozytom, fibröses	Astrozytom, fibrilläres	9420/3
Astrozytom, gigantozelluläres	Astrozytom, gemistozytisches	9411/3
Astrozytom, höhergradiges	Astrozytom, anaplastisches	9401/3
Astrozytom, juveniles	Astrozytom, pilozytisches	9421/3
Astrozytom, malignes	Astrozytom, anaplastisches	9401/3
Astrozytom, niedergradiges	Astrozytom, diffuses	9400/3
Astrozytom, piloides	Astrozytom, pilozytisches	9421/1
Astrozytom, subependymäres glomeruläres	Subependymom	9383/1
Bergstrand-Tumor	Astrozytom, pilozytisches	9421/3
Chemodektom des Filum terminale	Paragangliom des Filum terminale	8680/1
Choroidalplexuspapillom, anaplastisches	Choroidalplexuskarzinom	9390/3
Choroidalplexuskarzinom, malignes	Choroidalplexuskarzinom	9390/3
Diktyom, malignes	Medulloepitheliom	9501/3

Tabelle 3.1. Fortsetzung

Synonyme	Vorzugsbezeichnung	ICD-O-Codenummer
Ependymom, epitheliales	Ependymom	9391/3
Ependymom, malignes	Epdendymoblastom	9392/3
Ependymom. trabekuläres	Epdendymom, papilläres	9393/3
Erdheim-Tumor	Kraniopharyngeom	9350/1
Esthesioneuroblastom	Neuroblastom, olfaktorisches	9522/3
Esthesioneuroepitheliom	Neuroepitheliom, olfaktorisches	9523/3
Gemistozytom	Astrozytom, gemistozytisches	9411/3
Glioblastoma multiforme	Glioblastom	9440/3
Glioblastom mit sarkomatöser Komponente	Gliosarkom	9442/3
Gliom, astrozytisches	Astrozytom, diffuses	9400/3
Gliom, subependymales	Subependymom	9388/1
[Glioneurom]	Ganglioglium	9505/1
Glioneurozytom	Liponeurozytom, zerebellares	9506/1
Lindau-Tumor	Hämangioblastom	9161/1
Medulloblastom, desmoplastisches noduläres	Medulloblastom, desmoplastisches	9471/3
Medulloblastom, lipomatöses	Liponeurozytom, zerebellares	9506/1
Medullozytom	Liponeurozytom, zerebellares	9506/1
Meningeom, endotheliomatöses	Menigeom, meningotheliomatöses	9531/0
Meningeom, synzytiales	Menigeom, meningotheliomatöses	9531/0
Meningeom, fibroblastisches	Meningeom, fibröses	9532/0
Meningeom, gemischtes	Transitionelles Meningeom	9537/0
Meningeom, malignes	Meningeom, anaplastisches	9530/3
Meningeom, transitionelles	Transitionelles Meningeom	9537/0
Mischgliom	Oligoastrozytom	9382/3
Mischgliom, anaplastisches	Oligoastrozytom, anaplastisches	9382/3
Mischgliom, malignes	Oligoastrozytom, anaplastisches	9382/3
Mischmeningeom	Transitionelles Meningeom	9357/0
[Neuroastrozytom]	Ganglioglium	9505/1
Neurilem(m)om	Schwannom	9560/0
Neurinom	Schwannom	9560/0
Neuroblastom, zentrales	Neuroblastom	9500/3
Neuroepitheliom	Medulloepitheliom	9501/3

Tabelle 3.1. Fortsetzung

Synonym	Vorzugsbezeichnung	ICD-O-Codenummer
Neurofibrosarkom	Nervenscheidentumor, maligner peripherer (MPNST)	9540/3
Neurolipozytom	Liponeurozytom, zerebellares	9506/1
Neurom	Perineuriom	9571/0
Neurom, plexiformes	Neurofibrom, plexiformes	9550/0
Neurosarkom	Nervenscheidentumor, maligner peripherer (MPNST)	9540/3
Neurozytom	Neurozytom, zentrales	9506/1
Oligodendrogliom, malignes	Oligodendrogliom, anaplastisches	9451/3
Pinealoblastom	Pineoblastom	9362/3
Plexuspapillom	Choriodalplexuspapillom	9390/0
Plexuspapillom, malignes	Choriodalplexuskarzinom	9390/3
Primitiver neuroektodermaler Tumor (PNET), zentraler	Primitiver neuroektodermaler Tumor (PNET), supratentorieller	9473/3
Purkinjeom	Gangliozytom des Kleinhirns, dysplastisches (Lhermitte-Duclos)	9493/0
[Rankenneurom[a]]	–	
Rathke-Taschen-Tumor	Kraniopharyngeom	9350/1
Sarkom, leptomeningeales	Meningeom, anaplastisches	9530/3
Sarkom, meningeales	Meningeom, anaplastisches	9530/3
Sarkom, meningotheliales	Meningeom, anaplastisches	9530/3
[Sarkom, monstrozelluläres]	Riesenzellglioblastom	9441/3
Sarkom, neurogenes	Nervenscheidentumor, maligner peripherer (MPNST)	9540/3
Schwannom, malignes	Nervenscheidentumor, maligner peripherer (MPNST)	9540/3
Schwannom, pigmentiertes	Schwannom, melanotisches	9560/0
[Spongioblastom]	Astrozytom, pilozytisches	9421/3
[Spongioblastom, polares]	Astrozytom, pilozytisches	9421/3
[Spongioblastom, multiformes]	Glioblastom	9440/3
Sympathikoblastom	Neuroblastom	9500/3
Übergangsmeningeom	Meningeom, transitionelles	9537/0
Ventrikeltumor bei tuberöser Sklerose (Bourneville-Pringle)	Riesenzellastrozytom, subependymäres	9384/1
Xanthosarkom	Xanthoastrozytom, pleomorphes	9424/3

[a] Diese Bezeichnung ist zu vermeiden, weil hierbei unklar bleibt, ob es sich um ein plexiformes Schwannom (9560/0) oder um ein plexiformes Neurofibrom (9550/0) handelt

4 Anatomische Ausbreitung vor Therapie (TNM)

Bereits 1977 wurde vom American Joint Commitee for Cancer Staging and End Results Reporting in der 1. Auflage des Manual for Staging of Cancer (American Joint Committee 1977) eine TNM-Klassifikation für Hirntumoren publiziert. 1987 hat auch die UICC erstmals in der 4. Auflage des TNM-Systems eine mit dem American Joint Comittee on Cancer (AJCC) abgestimmte TNM-Klassifikation für Hirntumoren veröffentlicht (UICC 1987). In der derzeit gültigen 5. Auflage des TNM-Systems (American Joint Committee 1997; UICC 1997) wurde mit folgender Begründung darauf verzichtet, die Hirntumoren aufzunehmen: „Die Klassifikation der Hirntumoren, die in der 4. Auflage erstmals aufgenommen wurde, ist in dieser Auflage gestrichen worden, da sie nicht sehr hilfreich für die Vorhersage der Prognose war. Die Tumorgröße (T) ist weit weniger wichtig als die Tumorhistologie und Lokalisation. Das Alter der Patienten, die Funktion, der neurologische Status und das Ausmaß der Resektion werden ebenfalls für wichtige Prognosefaktoren gehalten".

5 Anatomische Ausbreitung nach Therapie (Residualtumorklassifikation)

Klassifikationsbemühungen zur Bestimmung der quantitativ festgestellten Resttumorgröße sind in der Neuroonkologie derzeit ungebräuchlich. Die klinischen Angaben benutzen in der Regel die Ausdrücke totale oder partielle Entfernung. Als Nachweis eines Resttumors gilt die postoperative Darstellung durch bildgebende Verfahren, möglichst am 1. postoperativen Tag. In der Regel wird eine weitgehende Tumorentfernung angestrebt, aber auch dann wird bei den genuinen Hirntumoren davon ausgegangen, dass der Tumor nicht vollständig entfernt ist. Eine partielle Resektion wird durchgeführt, wenn der Tumor in vitale und/oder eloquente Regionen reicht. Zur Bestimmung dieser Regionen sind neben der allgemeinen Lokalisationslehre auch moderne Methoden gebräuchlich. Wird ein Tumor stereotaktisch angegangen, kann durch die operative Methode allein keine nennenswerte Volumenreduktion erzielt werden.

6 Klinische Anwendung: Diagnose und Therapie

Grundsätzlich ist bei den Tumoren des zentralen Nervensystems zwischen Tumoren kranialer und spinaler Lokalisation zu unterscheiden. Es ist selbstverständlich, dass dies Implikationen für die Diagnostik hat. Eine Zwischenstellung nehmen die Tumoren des kraniozervikalen Übergangs ein, die ein Mischbild aus zerebraler/kranialer und medullärer/spinaler Symptomatik bieten können und daher ein weniger charakteristisches klinisches Bild bewirken.

Die Differenzialdiagnose der Tumoren des zentralen Nervensystems muss entzündliche, vaskuläre und degenerative Erkrankungen berücksichtigen und auch das Vorliegen sekundärer Traumafolgen ausschließen.

Mehr als bei Tumoren außerhalb des ZNS nimmt die bildgebende Diagnostik eine überragende Stellung ein. Insbesondere die Entwicklung der Schnittbildverfahren (CT und MRT) hat die Diagnostik der Tumoren des ZNS revolutioniert. Sie wird in zunehmendem Maße ergänzt durch die sich radioaktiver Marker bedienenden Verfahren der Positronenemissionstomographie (PET) und Single-Photon-Emissions-Computertomographie (SPECT), die Stoffwechsel- bzw. Durchblutungsparameter abbilden. Beide Untersuchungen können wertvolle Ergänzungen der CT- und MR-Untersuchungen sein und insbesondere zur differenzialdiagnostischen Klärung vor einer Operation beitragen.

Die überragende Rolle der MR-Tomographie erklärt sich insbesondere aus der unübertroffen hohen anatomischen Auflösung bei Weichteilstrukturen. Sowohl MR- wie PET-Untersuchungen während der Aktivierung bestimmter Hirnareale durch Ausführung entsprechender Aufgaben liefern wertvolle Informationen über die Lagebeziehungen zwischen Tumor und „eloquentem Areal" („Funktions-MRT", „Funktions-PET"). Die relativ schlechte Ortsauflösung der PET kann durch Überlagerung der Schichten mit MR-Schichten ausgeglichen werden. Diese Untersuchungen tragen wesentlich zur Abschätzung des Op-Risikos bzw. zur Entwicklung einer Operationsstrategie bei Tumoren (insbesondere Gliomen) in schwierigen Lokalisationen bei.

Die nichtinvasive Möglichkeit der Darstellung intrakranieller Gefäße in der MRT erhöht den Wert dieser Untersuchungsmethode. Hier hat aber die digitale Subtraktionsangiographie, insbesondere was das Auflösungsvermögen anbelangt, (noch) Vorteile.

Da die intrakraniellen und spinalen Tumoren eine große, heterogene Gruppe von Entitäten sehr unterschiedlicher Dignität darstellen, kann es keine einheitliche Therapie geben. Das Therapieprinzip muss – in gewisser Weise im Gegensatz zu den sonstigen onkologischen Therapieprinzipien – dem zugrundeliegenden Tumor angepasst werden, denn es fehlen für viele Tumorentitäten noch in größeren Studien evaluierte Therapieschemata. So wird – als ein Beispiel – erst in der letzten Zeit in einzelnen Serien belegt, dass die MR-tomographisch nachgewiesene vollständige Gliomexstirpation mit einer verlängerten Überlebenszeit korreliert. Früher galt – auf der subjektiven Einschätzung der Operationsradikalität durch den Operateur basierend – dass die Radikalität der Gliomexstirpation keinen wesentlichen Einfluss auf die Überlebenszeit habe. Mittlerweile ist gezeigt worden, dass der Operateur zur Überschätzung der Radikalität der Tumorentfernung neigt. Allerdings fehlt bislang noch eine große multizentrische Studie zu diesem Thema (Albert et al. 1994; Becker et al. 1999; Samii 1985).

6.1 Diagnostik intrakranieller Tumoren (Tabelle 6.1)

Bereits die Anamneseerhebung wird Hinweise auf das Vorliegen eines kranialen oder spinalen Prozesses liefern. Durch den zeitlichen Verlauf der Symptomentwicklung werden Hinweise auf die Natur des zugrundeliegenden Prozesses gewonnen. Ein Trauma wird in aller Regel erfragt werden können. Ein plötzliches Auftreten von Beschwerden spricht eher für eine vaskuläre Genese.

Die gründliche neurologische Untersuchung muss klären, ob mutmaßlich ein kranialer oder spinaler Prozess vorliegt. Sie sollte ergänzt werden durch eine Erhebung des psychischen Status, um allgemeine Veränderungen zu erfassen und Hinweise auf einen erhöhten intrakraniellen Druck, der eine schnelle Abklärung verlangt, nicht zu übersehen.

Die bildgebende Diagnostik wird eingeleitet durch eine Magnetresonanz-(MR-)Tomographie oder eine Computertomographie (CT), die je-

Tabelle 6.1. Diagnostik intrakranieller Tumoren

Unverzichtbar	Anamnese
	Neurologische Untersuchung
	Orientierende internistische Untersuchung
	Laboruntersuchungen (Blutgruppe, Blutgerinnung, Blutbild, Elektrolyte, ausgewählte Leber- und Nierenparameter)
	Psychischer Befund
	MRT ohne und mit Kontrastmittel und/oder Computertomographie ohne und mit Kontrastmittel
Hilfreich	Angiographie
	Evtl. Embolisation
	Röntgenaufnahme Thorax
	EKG
In Einzelfällen sinnvoll	SPECT
	PET
	fMRI
	Matching verschiedener Bilder
	Elektrophysiologische Untersuchungen (EEG, evozierte Potenziale [motorisch, sensibel, visuell, akustisch])
	Röntgennativaufnahmen (Schädelübersicht, Spezialeinstellungen, HWS-Diagnostik)
	Neuropsychologische Testung
	Laboruntersuchungen (endokrinologische Untersuchung, Tumormarker)

weils ohne und bei Bedarf nach Kontrastmittelgabe durchgeführt werden. Zwar ist auch heute noch die Computertomographie in der Regel leichter verfügbar, doch ist insbesondere zur Diagnostik intrazerebraler Prozesse die MR-Tomographie aussagefähiger. Die Möglichkeit der Abbildung in den 3 Ebenen des Raums ohne Qualitätsverlust macht sie besonders wertvoll zur Beurteilung einer Operationsindikation und der Abschätzung des Risikos einer operationsbedingten Morbidität. Insbesondere bei Prozessen, die die Schädelbasis betreffen, ist eine ergänzende CT erforderlich, die eine bessere Beurteilung des Knochens hinsichtlich Destruktionen, Usuren oder (reaktiven) Hyperostosen erlaubt. Zur Planung von Eingriffen an der hinteren Schädelgrube liefert die CT die erforderlichen Informationen über die Pneumatisation des Felsenbeins und die Ausdehnung der Mastoidzellen.

Die kraniale Angiographie bleibt unverzichtbar, ist aber in zunehmendem Maße speziellen Fragestellungen vorbehalten und tritt als Methode der Routinediagnostik in den Hintergrund. Sie kann einerseits die Vaskularisation eines Tumors, andererseits Gefäßverlagerungen oder -verschlüsse darstellen. Zum Beispiel bei Schädelbasismeningeomen, die eines oder mehrere der großen basalen Gefäße umwachsen haben, kann die Angiographie Hinweise auf eine Gefäßwandinfiltration liefern und damit die operative Strategie beeinflussen.

Die Röntgennativdiagnostik kann insbesondere bei speziellen Techniken wertvolle differenzialdiagnostische Hinweise geben: So können Rhese-Aufnahmen bei Nachweis einer einseitigen Erweiterung des Canalis opticus zur differenzialdiagnostischen Abgrenzung eines Optikusscheidenmeningeoms von einem Optikusgliom beitragen. Bei Eingriffen, die an der frontalen Schädelbasis durchgeführt werden sollen, liefert die konventionelle Röntgenaufnahme des Schädels in a.p.-Projektion die beste Information über die Ausdehnung der Stirnhöhlen.

Neuropsychologische Testungen können Defizite z. B. im kognitiven Bereich aufdecken, die der routinemäßigen neurologischen Untersuchung entgehen, aber wichtig für eine Operationsindikation sind.

Elektrophysiologische Diagnostik mit EEG-Ableitungen, aber auch Ableitung evozierter Potenziale unterschiedlicher Modalitäten (visuell, akustisch, sensibel, motorisch) können präoperativ bestimmte Funktionsstörungen objektivieren helfen und insbesondere im Vergleich mit postoperativen Untersuchungen das Therapieergebnis sicherer beurteilen lassen.

Bei Tumoren der hinteren Schädelgrube, insbesondere solchen, die die Hirnnerven betreffen, ist eine ergänzende Hals-Nasen-Ohren-ärztliche Untersuchung sinnvoll. Eine augenärztliche Diagnostik ist insbesondere bei Prozessen der Sellaregion, des Sinus cavernosus und im Bereich der Sehbahn erforderlich.

Die laborchemische Bestimmung von Tumormarkern spielt bei den intrakraniellen Tumoren eine untergeordnete Rolle. Lediglich bei Germinomen kann durch Nachweis eines erhöhten β-HCG-Werts im Plasma eine diagnostische Aussage erwartet werden. Endokrinologische Untersuchungen einerseits zum Nachweis einer autonomen Hormonproduktion, andererseits zur Überprüfung der Funktionsfähigkeit der hypothalamisch-hypophysären Regulation sind bei Tumoren in diesem Gebiet erforderlich. Postoperativ erlauben sie bei hormonaktiven Hypophysenadenomen die Kontrolle der Radikalität der Tumorentfernung und stellen einen empfindlichen Parameter zur Erkennung eines Rezidivs dar.

Lässt sich ein intrazerebraler Prozess mittels bildgebender Diagnostik und ergänzenden Laboruntersuchungen nicht eindeutig einordnen, kann zur Klärung von Therapieoptionen die stereotaktische Biopsie erforderlich sein. Durch die Probeentnahme sind histologische, aber auch mikrobiologische Untersuchungen möglich, die zu einer Diagnosestellung führen können.

6.2 Therapie intrakranieller Tumoren

Die Indikation zur operativen Therapie intrakranieller Tumoren hängt von der mutmaßlichen Artdiagnose (Abb. 6.1), dem Alter und Allgemeinzustand des Patienten sowie der Prognoseabschätzung und dem Risiko einer operationsbedingten Morbidität ab. Die Wahl einer adjuvanten Therapie wird wiederum beeinflusst durch die Artdiagnose, das Grading und die Radikalität der operativen Tumorentfernung sowie das Risiko einer therapiebedingten Morbidität. Mehr als bei malignen Tumoren peripherer Organe ist die therapiebedingte Morbidität von Bedeutung.

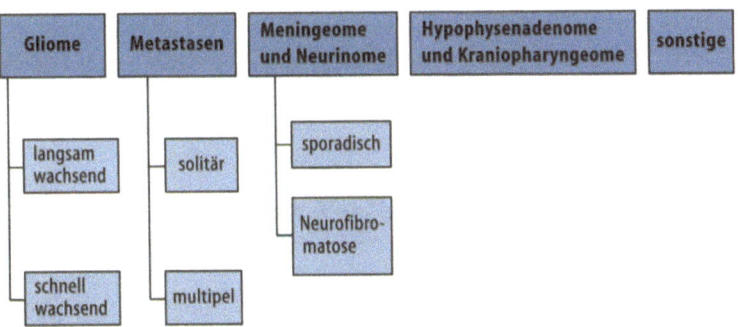

Abb. 6.1. Therapie intrakranieller Tumoren

So kann z. B. die operative Entfernung eines Glioblastoms aus der Zentralregion zugunsten einer Bestrahlung nach vorheriger Sicherung der Diagnose über eine stereotaktische Biopsie unterlassen werden. Andererseits setzt die Bestrahlung das Vorliegen eines strahlenempfindlichen Tumors voraus.

Bei eindeutig raumforderndem Charakter eines intrazerebralen Tumors ist der möglichst weitgehenden operativen Tumorentfernung – wenn unter den o. g. Voraussetzungen möglich – der Vorzug zu geben. Es kann dann ggf. die adjuvante Strahlentherapie angeschlossen werden.

Die Chemotherapie kommt bei schnell wachsenden Tumoren als eine weitere Therapieoption in Betracht. Ein Sonderfall in dieser Hinsicht sind die kindlichen Tumoren: Bei Kindern unter 3 Jahren ist eine Bestrahlung des Zentralnervensystems nicht indiziert. Hier ist, wenn immer möglich, die Chemotherapie mit der neurochirurgischen Tumorentfernung zu kombinieren.

Da die intrakraniellen Tumoren, wie oben bereits betont, eine sehr heterogene Gruppe darstellen, lässt sich ihre Therapie nicht in wenigen einfachen Flussdiagrammen zusammenfassen. Entweder ist eine Vielzahl übersichtlicher Diagramme oder eine geringere Zahl extrem unübersichtlicher Diagramme nötig. Erschwerend kommt die Tatsache hinzu, dass es weitgehend an allgemein gültigen und in großen Studien evaluierten Therapieschemata fehlt. Die in vielen Fällen individuell adaptierte Therapie lässt sich in Flussdiagrammen nicht fassen. Daher werden im Folgenden die Therapiemöglichkeiten der wichtigsten Tumorgruppen textlich abgehandelt, ohne auch hierbei auf alle Besonderheiten einzugehen. Die folgenden Diagramme können notwendigerweise nur eine Orientierung darstellen, ohne alle Nuancen von Therapiemöglichkeiten bzw. -notwendigkeiten zu berücksichtigen.

Für die Gliome (Albert et al. 1994; Becker et al. 1999; Ostertag 1994, 1996; Wirtz et al. 2000) (Abb. 6.2) gilt es grundsätzlich zwischen niedergradigen und höhergradigen zu unterscheiden. Auf den für die intrakraniellen Tumoren anders zu definierenden Malignitätsbegriff ist gleichfalls früher schon hingewiesen worden.

Die niedergradigen Gliome sind eine Domäne der operativen Therapie. Die nach MR-tomographischen Kriterien vollständige Tumorentfernung stellt die Therapie der Wahl dar. Ob sie vorgenommen werden soll, hängt von der Lokalisation des Tumors und der dadurch bedingten Gefahr einer operationsbedingten Morbidität ab. Gegebenenfalls kann eine Teilentfernung erfolgen, die mit einer fokussierten oder einer interstitiellen Bestrah-

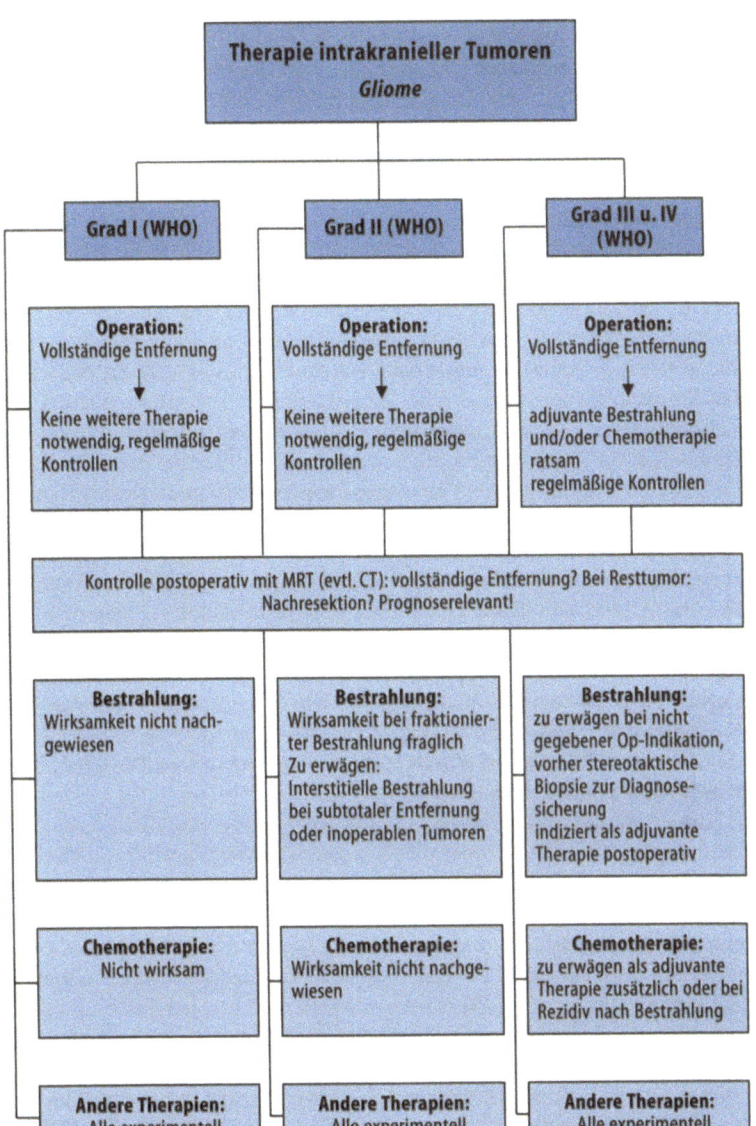

Abb. 6.2. Therapie intrakranieller Tumoren: Gliome

lung kombiniert wird. Eine konventionelle externe fraktionierte Bestrahlung gilt nicht als Standardtherapie. Eine multizentrische Studie zu ihrer Wirksamkeit ist noch nicht abgeschlossen. Der Nutzen einer Chemotherapie ist nicht belegt.

Höhergradige Gliome werden sinnvollerweise operativ so vollständig wie möglich entfernt, wiederum unter Berücksichtigung des Risikos einer postoperativen Morbidität. Die nach MR-tomographischen Kriterien vollständige Tumorentfernung verlängert nach mittlerweile vorliegenden Berichten über einzelne Serien die mediane Überlebenszeit. Es entwickelt sich daher zunehmend die früh postoperative MR-Tomographie (d. h. innerhalb von 48–72 h) zu einer wichtigen Therapiekontrolle, ohne dass bisher von einem Standard gesprochen werden könnte. Je nach Ergebnis dieser Kontrolluntersuchung ist über eine Reoperation zu entscheiden. Anerkanntermaßen stellt die postoperative Bestrahlung unabhängig von der Radikalität der Tumorentfernung eine sinnvolle adjuvante Therapie dar, da sie zu einer signifikanten Verlängerung der medianen Überlebenszeit führt. Hinsichtlich der Chemotherapie können noch keine Empfehlungen ausgesprochen werden. Die Indikation zu einer derartigen Therapie hängt wesentlich von einem Therapiewunsch des Patienten ab. Größere Studien, die den Nutzen der adjuvanten Chemotherapie zweifelsfrei belegen, fehlen bislang. Zwar lassen sich gewisse Verlängerungen der medianen Überlebenszeit zeigen, doch sind diese nicht so überzeugend, dass sie diese Therapieform in jedem Fall (auch eingedenk der Belastungen des Patienten) empfehlenswert erscheinen ließen.

Alle anderen Therapieformen (z. B. Immuntherapie, Gentherapie) sind bislang als experimentell anzusehen.

Eine stereotaktische Biopsie zur Diagnosesicherung kommt in den Fällen in Frage, für die eine operative Tumorentfernung nicht vorgesehen ist oder vom histologischen Grading abhängig gemacht wird.

Intrazerebrale Metastasen (Staab u. Krauseneck 1998) stellen schon wegen ihrer Häufigkeit ein therapeutisches Problem dar (Abb. 6.3). Dieses wird durch die Tatsache der zugrundeliegenden malignen disseminierten Grunderkrankung vergrößert. Als prinzipielle Therapieoptionen stehen die operative Tumorentfernung und die Bestrahlung zur Verfügung, die Chemotherapie tritt bei der Behandlung intrazerebraler Metastasen in den Hintergrund. Die Bestrahlung kann als konventionelle externe fraktionierte (Ganzhirnbestrahlung) oder auch als fokussierte, evtl. sogar Einzeitbestrahlung, erfolgen. Bei solitären Metastasen ist die operative Tumorentfernung als der schnellste Weg zur Tumorentfernung und meist auch Symp-

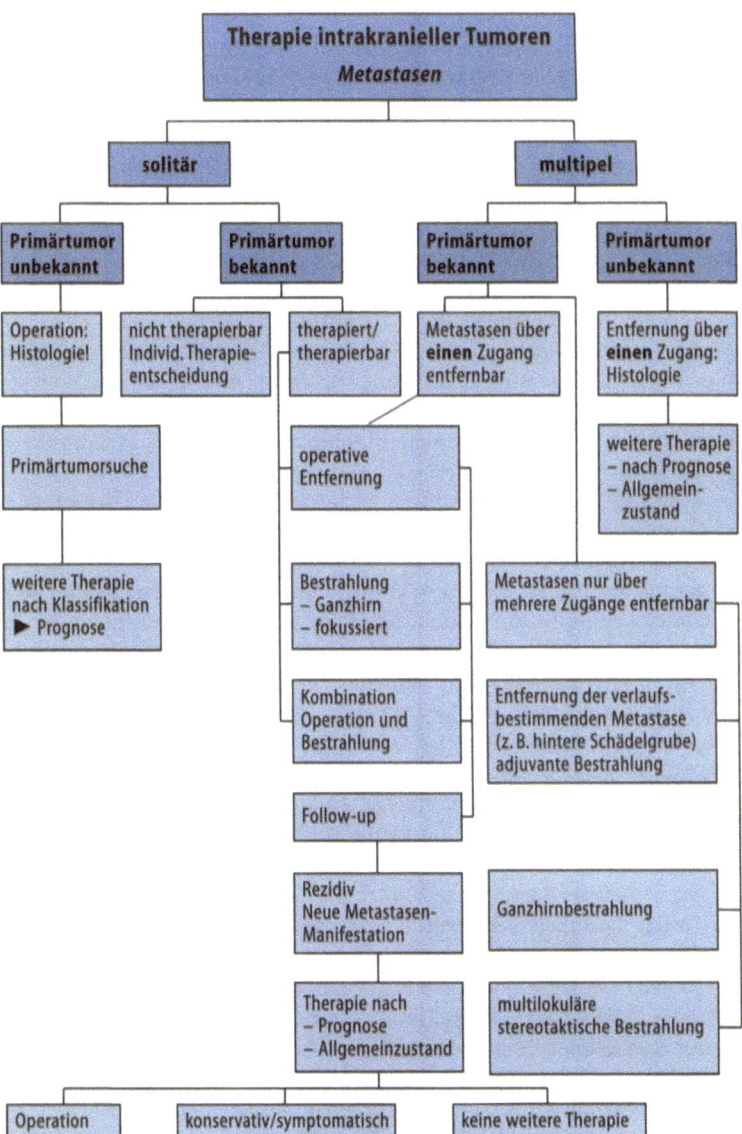

Abb. 6.3. Therapie intrakranieller Tumoren: Metastasen

tombesserung gegen die Bestrahlung mit Vermeidung der Operation, dafür aber der Belastung durch eine Ganzhirnbestrahlung abzuwägen. Bei kritischer Lokalisation der Metastase, z. B. in der hinteren Schädelgrube mit Beeinträchtigung/Blockade der Liquorpassage, bleibt ohnehin nur die operative Therapie. Bei Vorliegen mehrerer Hirnmetastasen ist eine Operationsindikation abhängig vom Allgemeinzustand des Patienten, der allgemeinen Prognose und davon, ob die Metastasen über nur einen operativen Zugang entfernt werden können bzw. ob dem Patienten auch eine Entfernung über mehrere Zugänge zugemutet werden kann. Dies wiederum ist gegen die Ganzhirnbestrahlung abzuwägen. Eine gute Alternative stellt die fokussierte Bestrahlung – möglicherweise als Einzeitbestrahlung – dar. Allerdings sind die Strahlenfelder in ihrer Größe begrenzt. Hier bieten sich auch Kombinationen an: Operative Entfernung der verlaufsbestimmenden oder der größten Metastase und Bestrahlung der anderen. Je nach zugrundeliegendem Primärtumor kommen auch Kombinationen mit einer Chemotherapie in Betracht.

Meningeome (Black 1993; Mesic et al. 1986; Ojeman 1993; Schrell et al. 1997) sind häufige intrakranielle Tumoren, die in der weitaus größten Zahl der Fälle nach histologischen Kriterien gutartig sind (Abb. 6.4). Für sie kommt daher primär nur die operative Entfernung in Betracht. Ziel ist in jedem Fall zunächst die vollständige Exstirpation mit Entfernung der Tumormatrix. Dies kann in bestimmten Situationen wegen damit verbundener Morbidität nicht erreicht werden: Bei Einwachsen eines Meningeoms z. B. in den Sinus cavernosus wäre bei der vollständigen Tumorentfernung mit einer Parese eines oder mehrerer Augenmuskelnerven zu rechnen. Es kann daher geraten sein, Tumorreste zu belassen und den Patienten weiter engmaschig zu kontrollieren. Ebenso kann es geraten sein, fest an wichtigen Blutgefäßen haftende Tumoranteile zu belassen. Bei einem Tumorprogress ist dann über die weitere Behandlung zu entscheiden. Diese kann in einer erneuten Operation oder auch in einer Bestrahlung bestehen. Letztere würde bei einem histologisch gutartigen Tumor und wegen der engen Nachbarschaft des Strahlenfeldes zu empfindlichen nervalen Strukturen (besonders Sehnerven) am besten in Form einer fokussierten Bestrahlung erfolgen. Bei Einwachsen des Tumors in die Wand des Sinus sagittalis superior etwa können Tumorreste belassen werden, wenn die Exstirpation als zu riskant und aufwendig erscheint. Bei progredienter Einengung und letztlich Verschluss des Sinus ermöglichen ausgebildete Kollateralen der venösen Drainage dann u. U. die vollständige Tumorentfernung. Der Zeitpunkt dazu ist von der klinischen Symptomatik und den MR-tomographi-

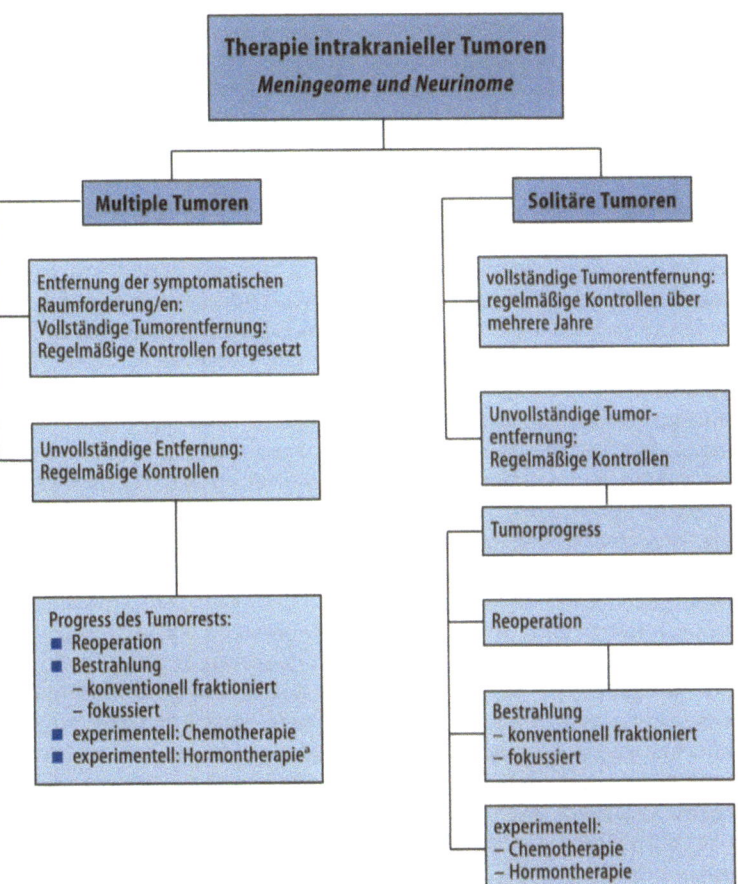

[a] Chemotherapie und Hormontherapie kommen nur für Meningeome in Frage.

Abb. 6.4. Therapie intrakranieller Tumoren: Meningeome und Neurinome

schen Kontrollen abhängig zu machen. Ein besonderes Problem stellen die Patienten mit multiplen Meningeomen dar: es können bei einem Patienten syn- oder metachron wenige, aber auch sehr zahlreiche Tumoren auftreten. In diesen Fällen wird man die syptomatischen Tumoren entfernen und den Patienten engmaschigen Kontrollen unterziehen. Bei asymptomatischen

Tumoren kann es geraten sein, diese zu entfernen, ehe sie Strukturen involvieren, die ihre Entfernung technisch schwierig und damit risikobehaftet machen. Während die – insbesondere fokussierte – Bestrahlung der Meningeome in den oben skizzierten Problemfällen zunehmend in Betracht gezogen wird, bleibt die Chemotherapie der Meningeome ebenso wie die Therapie mit Hormonantagonisten vorläufig experimentell.

Ähnliche Therapiestrategien gelten für die *Neurinome* (Lunsford et al. 1993; Samii 1985; Wallner et al. 1987; Yasargil 1996). Die vollständige operative Tumorentfernung stellt die Therapie der Wahl dar (s. Abb. 6.4). Allerdings ist für viele Fälle mit einem Verlust der Funktion des betreffenden Nerven zu rechnen. Dafür ist bei wirklich vollständiger Tumorentfernung kein Rezidiv zu befürchten. Als Alternative wird in den letzten Jahren eine fokussierte Bestrahlung diskutiert. Diese ist sicher sinnvoll bei Patienten in höherem Lebensalter mit Hirnstammkompression, also gegebenem Handlungsbedarf. Längerfristige Nachbeobachtungen zeigen allerdings bei der Bestrahlung von Akustikusneurinomen ein nicht unbeträchtliches Risiko der Strahlenschädigung des N. facialis. Bei multiplen Tumoren im Rahmen einer Neurofibromatose wird man den symptomatischen Tumor entfernen.

Für *Hypophysenadenome* (Clarke et al. 1993; Fahlbusch u. Marguth 1984; Ganz 1996; Thorner et al. 1992; Tindall et al. 1993) gelten sehr differenzierte Therapiestrategien (Abb. 6.5). Dabei ist einerseits der raumfordernde Charakter des Tumors, andererseits der endokrinologische Aspekt zu berücksichtigen. Durch den Tumor kann die normale Hypophysenfunktion beeinträchtigt sein, er kann aber andererseits selber unbeeinflusst von den Regelmechanismen autonom Hormone produzieren. Bei hormonaktiven Tumoren besteht die Möglichkeit einer medikamentösen Therapie z. B. mit Dopaminagonisten oder Hormonantagonisten. Es können dabei evtl. ein Wachstumsstillstand oder auch eine Tumorregression erreicht werden. Insbesondere bei einem raumfordernden Tumor mit Chiasmakompression, aber auch bei Versagen der medikamentösen Therapie oder Unverträglichkeit der eingesetzten Medikamente, ist die operative Tumorentfernung erforderlich. Dabei ist die transsphenoidale Operation Standard. Transkranielle Operationen sind an besondere Indikationen gebunden, wie z. B. bei sehr großen Tumoren mit erheblicher parasellärer Ausdehnung. Bei subtotaler Tumorentfernung, etwa bei Infiltration eines oder beider Sinus cavernosi, sind regelmäßige postoperative Kontrolluntersuchungen erforderlich, um bei Tumorprogress eine weitere Therapie einleiten zu können. In geeigneten Fällen kann auch bereits postoperativ mit einer medikamentösen ergänzenden Therapie begonnen werden. Bei Tumorprogress

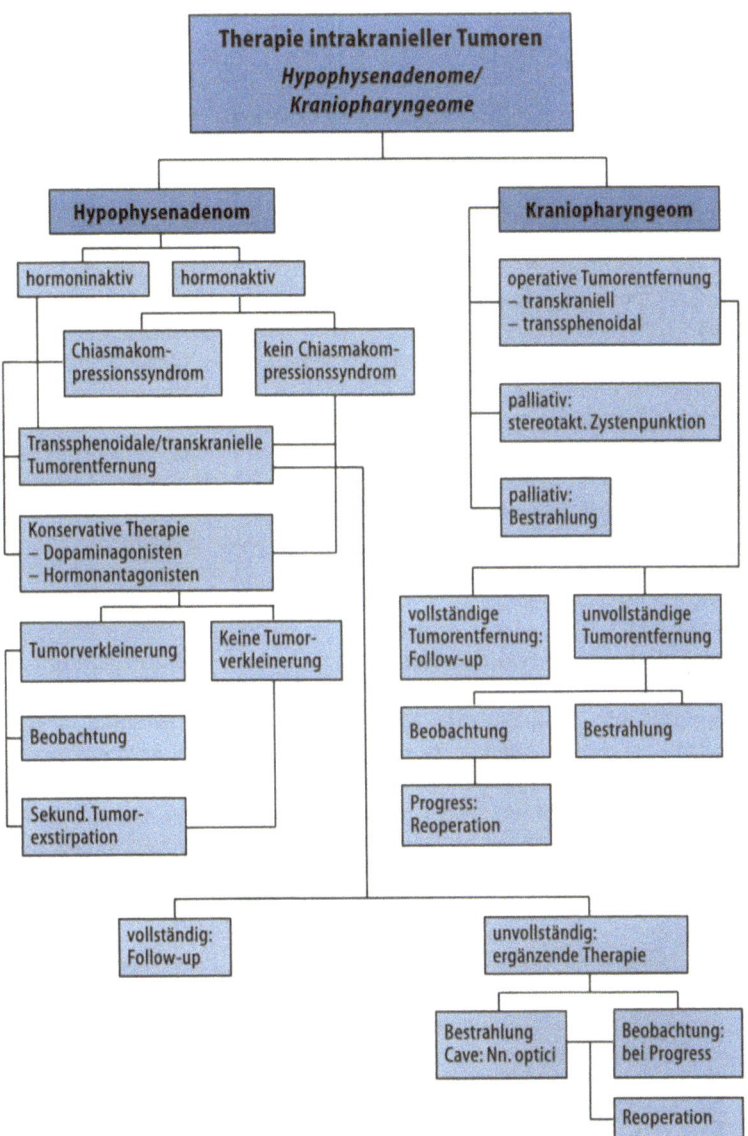

Abb. 6.5. Therapie intrakranieller Tumoren: Hypophysenadenome/Kraniopharyngeome

kommen entweder die Reoperation oder eine Strahlentherapie in Frage. Je nach Funktionsfähigkeit der (Rest-)Hypophyse ist eine Substitutionstherapie erforderlich.

Die Therapie der *Kraniopharyngeome* (Litofsky et al. 1993; Rajan et al. 1993; Samii u. Tatagiba 1995; Sweet 1988) ist in der Regel operativ (s. Abb. 6.5). Die Therapie der Wahl ist die mikrochirurgische radikale Tumorexstirpation. Sie erbringt in einem hohen Prozentsatz dauerhafte Heilung. Bei bewusstem oder unbewusstem Belassen von Tumorresten ist mit Rezidivwachstum zu rechnen. Bei den meist ausgedehnt zystischen Tumoren können allein schon die Zystenentleerung und die ausgiebige Resektion der Zystenwand zu einer dauerhaften Volumenentlastung führen. Bei soliden Tumoren bleibt nur die Exstirpation. Die Bestrahlung verbliebener Tumorreste kann die rezidivfreie Zeit im Vergleich zu unbestrahlten Fällen erheblich verlängern. Über die Möglichkeit einer Reoperation ist individuell zu entscheiden. Für die Kraniopharyngeome bietet sich in den meisten Fällen ein pterionaler oder subfrontaler Zugang an. Nur selten wird der für die Hypophysenadenome favorisierte transsphenoidale Zugang in Betracht kommen. In einem Teil der Fälle wird der Hypophysenstiel nicht zu erhalten sein, so dass postoperative endokrinologische Kontrollen und entsprechende Substitutionstherapie erforderlich werden. Bei Patienten, denen wegen ihres Alters oder wegen reduzierten Allgemeinzustandes die Tumorexstirpation nicht zugemutet werden soll, kommt die stereotaktische Zystenpunktion mit Zystenentleerung in Frage. Da meist mit einer schnellen Wiederauffüllung der Zyste zu rechnen ist, bietet sich die Einlage eines Katheters an, der mit einem subkutan implantierten Reservoir verbunden wird, welches leicht perkutan zu punktieren ist. Die stereotaktische Instillation radioaktiver Substanzen in die Zyste stellt eine weitere palliative Möglichkeit dar, ist aber nur wenig durchgeführt und nicht im Vergleich zu den anderen Methoden evaluiert worden.

6.3 Diagnostik spinaler Tumoren (Tabelle 6.2)

Spinale Tumoren verursachen je nach Lokalisation eine radikuläre oder eine medulläre Symptomatik. Letztere kann sich im Sinne eines Brown-Séquard-Syndroms oder in einer Querschnittssymptomatik äußern. Die gründliche neurologische Untersuchung wird in vielen Fällen schon eine Vermutung über die Lokalisation des Prozesses zulassen. Differenzialdiagnostisch sind v. a. degenerative Prozesse in Erwägung zu ziehen.

Tabelle 6.2. Diagnostik spinaler Tumoren

Unverzichtbar	Anamnese
	Neurologische Untersuchung
	Orientierende internistische Untersuchung
	Laboruntersuchungen (Blutgruppe, Blutgerinnung, Blutbild, Elektrolyte, ausgewählte Leber- und Nierenparameter)
	MR-Tomographie ohne und mit Kontrastmittel und/oder Computertomographie ohne und mit Kontrastmittel
	Röntgennativaufnahmen der Wirbelsäule
Hilfreich	Evozierte Potenziale (motorisch, sensibel) ggf. in Neutral- und Funktionsstellungen
	Röntgenaufnahme Thorax
	EKG
In Einzelfällen sinnvoll	Myelographie
	Laboruntersuchungen (endokrinologische Parameter, Tumormarker)

In der apparativen Diagnostik hat die MR-Tomographie den höchsten Stellenwert. Sie erlaubt die Untersuchung ausgedehnter Wirbelsäulenabschnitte und erbringt eine optimale Information bei intraduralen/extramedullären oder bei intramedullären Tumoren. Die Computertomographie hat eine hohe Aussagekraft nur bei axialer Schichtführung. Ihre Anwendung setzt daher eine zumindest näherungsweise korrekte klinische Höhenlokalisation des Prozesses voraus. Hinsichtlich der Beurteilung von Knochendestruktionen oder Abschätzung der Stabilität der Wirbelsäle ist sie der MR-Tomographie überlegen.

Die spinale Angiographie wird im Rahmen der Tumordiagnostik nur ausnahmsweise zur Anwendung kommen. In der Diagnostik spinaler Tumoren hat die Myelographie an Bedeutung verloren, leistet aber bei manchen Fragestellungen weiterhin wertvolle Dienste. Insbesondere die postmyelographische CT liefert sehr aussagefähige Bilder.

Nativaufnahmen lassen gröbere Knochendestruktionen erkennen, sind in dieser Hinsicht aber der CT unterlegen. Sie haben allerdings den Vorteil, dass sie in Funktionsstellungen problemlos assoziierte segmentale Instabilitäten der Wirbelsäule erkennen lassen.

Die elektrophysiologische Diagnostik, insbesondere sensibel und motorisch evozierte Potenziale, spielt bei den spinalen Tumoren eine größere Rolle als bei intrakraniellen Prozessen. Diese Methoden eignen sich hervorragend zum intraoperativen Monitoring der Rückenmarkfunktion, insbesondere bei intra- oder juxtamedullären Tumoren.

6.4 Therapie spinaler Tumoren (Abb. 6.6)

Juxtamedulläre Tumoren, bei denen es sich in den meisten Fällen um Neurinome oder Meningeome handeln wird, werden je nach Ausdehnung über eine Hemilaminektomie, Laminektomie bis hin zur Laminotomie mehrerer Wirbelbögen mikrochirurgisch entfernt. Die vollständige Tumorentfernung stellt die Therapie der Wahl dar. Bei unvollständiger Entfernung ist mit Rezidivwachstum zu rechnen. Dann kann eine erneute operative Tumorentfernung notwendig werden. Wegen der hohen Strahlenempfindlichkeit des Rückenmarks kommt bei den meist niedergradigen Tumoren eine konventionelle Strahlentherapie nur in Ausnahmefällen in Betracht. Während der mikrochirurgischen Tumorexstirpation kann ein kontinuierliches Monitoring evozierter Potenziale (motorisch und sensibel) zur Vermeidung operationsbedingter Morbidität hilfreich sein, kann aber nicht als Standard angesehen werden. Ebenso ist die peri- und intraoperative Kortisontherapie nicht unumstritten.

Für *intramedulläre Tumoren* (Cooper u. Epstein 1989; Stein u. McCormick 1992, 1996), meist Ependymome oder Astrozytome niedrigeren Malignitätsgrades, selten höhergradige Gliome oder Metastasen, stellt die mikrochirurgische Entfernung gleichfalls die Therapie der Wahl dar. Für Tumoren dieser Lokalisation kann die Verwendung eines Lasers hilfreich sein, ohne dass dies als Standard gelten könnte. Elektrophysiologisches Monitoring (s. o.) und Kortisontherapie können nützlich sein, stellen aber gleichfalls keinen unverzichtbaren Standard dar. Bei unvollständiger Tumorentfernung kann die adjuvante Bestrahlung erwogen werden. Bei Rezidivwachstum muss nach den individuellen Gegebenheiten über die Möglichkeit einer Reoperation entschieden werden. Kavernome oder Hämangioblastome werden primär mikrochirurgisch entfernt. Bei Vorliegen multipler intraduraler Tumoren z. B. im Rahmen einer Neurofibromatose oder eines v. Hippel-Lindau-Syndroms besteht die Schwierigkeit u. U. darin, den bzw. die symptomatischen Tumoren zu identifizieren, um sie gezielt zu entfernen. Abtropfmetastasen eines Medulloblastoms werden mit Bestrahlung und evtl. auch intrathekaler Chemotherapie behandelt. Ähnliches gilt für Meningealkarzinomatosen und leukämische Infiltrate der Meningen.

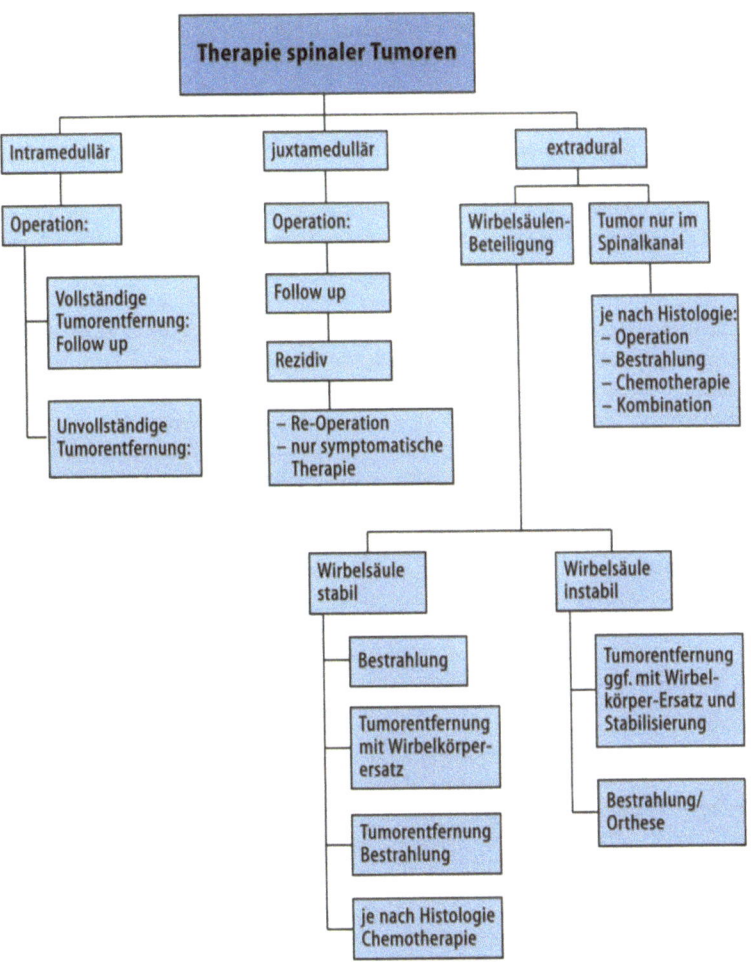

Abb. 6.6. Therapie spinaler Tumoren

Juxtamedulläre und intramedulläre Metastasen können auch primär bestrahlt werden, wenn der Primärtumor bekannt ist und es sich um einen strahlenempfindlichen Prozess handelt. Sonst ist – auch zur Diagnosesicherung – die mikrochirurgische Entfernung geraten.

Bei *extraduralen Tumoren* (Akeyson u. McCutcheon 1996; Black et al. 1996; Helweg-Larsen et al. 1990; Sudaresan et al. 1991) handelt es sich in den meisten Fällen um Metastasen, die selten nur den Spinalkanal betreffen, sondern meist von den Wirbelkörpern aus in den Spinalkanal eingewachsen sind und sekundär zu einer Rückenmark- oder Nervenwurzelkompression führen. In diesen Fällen muss in Abhängigkeit vom neurologischen Befund, der allgemeinen Prognose der Erkrankung, des Allgemeinzustandes des Patienten und der Ausdehnung der Destruktion entschieden werden, ob eine primär operative Therapie oder eine Bestrahlung erfolgen sollen. Dabei muss auch berücksichtigt werden, ob eine alleinige Dekompression ausreichend ist oder ob stabilisierende Maßnahmen einschließlich des Ersatzes eines oder mehrerer Wirbelkörper erforderlich sind. Je nach Grunderkrankung kommt eine kombinierte Behandlung mit Operation, Bestrahlung und ggf. Chemotherapie in Frage. Auch die Bestrahlung als alleinige Therapie kann zu einer Rekalzifizierung destruierter Wirbelkörper und zu einem Stabilitätsgewinn führen. Gegebenenfalls muss die Zeit bis dahin durch externe Stabilisierung mit einer geeigneten Orthese überbrückt werden.

7 Prognosefaktoren

Histologischer Typ und WHO-Grad geben die wichtigsten prognostischen Hinweise, besonders ist das histologische Grading (s. dort) von überragender Bedeutung für die Prognose der Tumorerkrankung.

Als unabhängige prognostische Faktoren bei Gliomen des Erwachsenenalters sind das Alter des Patienten und der Allgemeinzustand identifiziert worden. So haben jüngere Erwachsene mit einem Glioblastom in der Regel eine bessere Prognose als ältere. Patienten in einem besseren Allgemeinzustand, quantifiziert z. B. nach der Karnofsky-Skala, haben wiederum eine bessere Prognose als solche mit einem niedrigeren Karnofsky-Index. Einen gewissen, wenn auch nicht so deutlichen Einfluss hat die Lokalisation des Tumors. Natürlich beeinflusst die Tumorlokalisation das Auftreten neurologischer Symptome und damit die (Über-)Lebensqualität und hat auf diese Weise gleichfalls prognostische Bedeutung. Auch die Vollständigkeit der Tumorentfernung hat sich insbesondere in den letzten Jahren als von prognostischer Bedeutung herausgestellt: Patienten mit MR-tomographisch nachgewiesen vollständiger Tumorentfernung haben eine signifikant längere mediane Überlebenszeit als solche mit nachweisbarem Tumorrest.

Die vollständige Entfernung des Tumors führt bei Meningeomen in den meisten Fällen und bei Neurinomen in der Regel zur dauerhaften Heilung, wenn nicht Zweittumoren auftreten. Verbliebene Tumorreste können zwar über Jahre hinweg unverändert bleiben, führen aber letztlich zum Rezidivwachstum.

Verschiedene molekularbiologisch nachweisbare Faktoren werden hinsichtlich ihrer prognostischen Relevanz untersucht. Bei z. T. widersprüchlichen Ergebnissen ist ihre Bedeutung nicht unumstritten: Eine deutliche Korrelation zwischen molekulargenetischen Veränderungen und Prognose wurde am Beispiel der (peripheren) Neuroblastome gezeigt (Fong et al.

1989); für die zentralen Tumoren ist das wichtigste Ergebnis bis jetzt die Korrelation der Malignitätsstufen II–IV mit molekularbiologischen Veränderungen bei den supratentoriellen Gliomen des Erwachsenenalters (Kleihues u. Ohgaki 1999). Ähnliche „Progressionen" wurden auch in den genetischen und pathogenetischen Veränderungen gefunden, die der zunehmenden Neovaskularisation maligner Gliome zugrundeliegen (Plate u. Mennel 1995).

Die Proliferationsmarker Ki 67 (Mib 1) und andere spielen bis jetzt bei der Dignitätsbeurteilung insofern keine gesicherte Rolle, als sie für die Gradierung in der WHO-Ausgabe 2000 nicht in Betracht gezogen werden. Immerhin sind sie eine große Hilfe bei der groben Abschätzung der Malignitätsstufe; über die Werte bei einzelnen Tumorentitäten, besonders unter Berücksichtigung andersartiger reaktiver Veränderungen sind derzeit noch ausgedehnte Untersuchungen im Gange.

8 Dokumentation

8.1 Minimaldokumentation

Entsprechend der Tumorbasisdokumentation (Dudeck et al. 1999) sind zur Tumorklassifikation zu dokumentieren:
1. Lokalisation des Primärtumors (einschließlich Seitenlokalisation).
2. Histologischer Tumortyp (nach WHO) einschließlich Angaben über etwaige Bestätigung der Tumorhistologie durch andere Institutionen.
3. Histopathologisches Grading (nach WHO).
4. Fernmetastasen: klinisch, mikroskopisch gesichert, Lokalisation.
5. Angaben über Residualtumor.

8.2 Erweiterte Dokumentation

Die in der organspezifischen Tumordokumentation (Wagner u. Hermanek 1995) zusätzlich zur Minimaldokumentation abgefragten Items sowie sonstige wünschenswerte Fragen sind – soweit sie die Tumorklassifikation betreffen – folgende:

Tumorgröße

- *Tumordurchmesser (a.p., koronar, axial, größter), Bestimmungsmethode (CT, MRT, Pathologie).*

Tumorausbreitung

- *Abgrenzung (gut begrenzt, unscharf begrenzt, diffus-infiltrativ),*
- *Ventrikelinvasion,*
- *Invasion des Subarachnoidalraumes,*

- *Überschreitung der Mittellinie,*
- *befallene Strukturen: Gehirn, Rückenmark, weiche Hirnhäute, Dura mater, Hirnnerven, Spinalnerven, Schädeldach, Schädelbasis, Nebenhöhlen, Nasopharynx, Wirbelsäule,*
- *zytologische Liquorbefunde.*

Residualtumorstatus

- *operationsmikroskopischer Resttumorstatus,*
- *neuroradiologische Resttumorbestimmung (innerhalb von 48–72 h nach der Operation): Kernspintomographie, CT.*

Literatur

Akeyson EW, McCutcheon IE (1996) Single stage posterior vertebrectomy and replacement combined with posterior instrumentation for spinal metastasis. J Neurosurg 85:211–220

Albert FK, Forsting M, Sartor K et al. (1994) Early postoperative magnetic resonance imaging after resection of malignant glioma: objective evaluation of residual tumor and its influence on regrowth and prognosis. Neurosurgery 34:45–61

American Joint Committee for Cancer Staging and End Results Reporting (1977) Manual for staging of cancer. American Joint Committee, Chicago

American Joint Committee on Cancer (AJCC), Fleming ID, Cooper JS, Henson DE, Hutter RVP, Kennedy BJ, Murphy GP, O'Sullivan B, Sobin LH, Yarbro JW (eds) (1997) Cancer staging manual, 5th ed. Lippincott-Raven, Philadelphia New York

Bailey P, Cushing H (1930) Die Gewebsverschiedenheit der Gliome und ihre Bedeutung für die Prognose. Fischer, Jena

Becker G, Hofmann E, Woydt M et al. (1999) Postoperative neuroimaging of high-grade gliomas: comparison of transcranial sonography, magnetic resonance imaging, and comuted tomography. Neurosurgery 44:469–478

Black P (1993) Meningiomas. Neurosurgery 32:643–657

Black P, Nair S, Giannakopoulos G (1996) Spinal epidural tumors. In: Wilkins RH, Rengachary S (eds) Neurosurgery, 2nd ed. McGraw-Hill, New York, pp 1791–1804

Clarke SD, Woo SY, Butler EB et al. (1993) Treatment of secretory pituitary adenomas with radiation therapy. Radiology 188:759–763

Cooper JS, Epstein F (1989) Radical resection of intramedullary spinal cord tumors in adults: long-term results in 51 patients. Neurosurgery 25:855–859

Daumas-Duport C, Scheithauer B, O'Fallon J, Kelly P (1988) Grading of astrocytomas. A simple and reproducible method. Cancer 62:2152–2165

Dudeck J, Wagner G, Grundmann E, Hermanek P (Hrsg) (1999) Basisdokumentation für Tumorkranke, 5. Aufl. Zuckschwerdt, München Berlin Wien New York

Fahlbusch R, Marguth F (1984) Tumoren der Hypophyse. In: Dietz H, Umbach W, Wüllenweber R (Hrsg) Klinische Neurochirurgie, Bd 2. Thieme, Stuttgart New York, S 86–106

Fong CT, Dracopoli NC, White PS, Merril PT, Griffith RC, Housman DE, Brodeur GM (1989) Loss of heterozygosity for the short arm of chromosome 1 in human neuroblastomas: correlation with N-myc amplification. Proc Natl Acad Sci 86:3753–3757

Fritz A, Percy C, Jack A, Shanmugaratnam K, Sobin L, Parkin DM, Whelan S (eds) (2000) International classification of diseases for oncology (ICD-O), 3rd ed. WHO, Geneva

Ganz JC (1996) Linear accelerator therapy. In: Landolt AM, Vance ML, Reilly PL (eds) Pituitary adenomas. Churchill Livingstone, New York, pp 461-474

Helweg-Larsen S, Rasmussen B, Sorensen PS (1990) Recovery of gait after radiotherapy in paralytic patients with metastatic epidural spinal cord compression. Neurology 40:1234-1236

Kepes JJ (1982) Meningioma, biology, pathology, and differential diagnosis. Year book Publ, Chicago

Kernohan JW, Mabon RF, Svien HJ, Adson AW (1949) A simplified classification of the gliomas. Symposium on a new simplified concept of gliomas. Proc Staff Meet Mayo Clin 24:71-75

Kleihues P, Burger PC, Scheithauer BW (1993) Histological typing of tumours of the central nervous system, 2nd ed. Springer, Berlin Heidelberg New York

Kleihues P, Ohgaki H (1999) Primary and secondary glioblastoma: from concept to clinical diagnosis. Neurooncology 1:44-51

Kleihues P, Cavenee WK (eds) (2000) World Health Organization Classification of Tumours. Pathology and genetics. Tumours of the nervous system. IARC Press, Lyon

Krauseneck P (1998) Neuroonkologie. Akt Neurol 25:219-226

Litofsky NS, Levy ML, Apuzzo MLJ (1993) Craniopharyngeomas. General considerations. In: Apuzzo MLJ (ed) Brain surgery, vol. 1.Churchill Livingstone, New York, pp 313-318

Lunsford LD, Kondziolka D, Flickinger JC (1993) Stereotactic radiosurgery for benign intracranial tumors. Clin Neurosurg 40:475-497

Mennel HD (1988) Geschwülste des zentralen und peripheren Nervensystems. In: Doerr W, Seifert G (Hrsg) Spezielle pathologische Anatomie, Bd. 13/III. Springer, Berlin Heidelberg New York

Mennel HD (2000) Interdisziplinäre Leitlinie zur Diagnostik und Therapie supratentorieller Gliome des Erwachsenenalters. Akt Neurol 27:391-397

Mennel HD, Gebert G, Bewermeyer H (1990) Nervensystem. In: Thomas C (Hrsg) Grundlagen der klinischen Medizin. Schattauer, Stuttgart New York

Mesic JB, Hank GE, Doggett RLS (1986) The value of radiation therapy as an adjuvant to surgery in intracranial meningiomas. Am J Clin Oncol 9:337-340

Ojeman RG (1993) Management of cranial and spinal meningiomas. Clin Neurosurg 40:321-383

Ostertag CB (1994) Interstitial implant radiosurgery of brain tumors: radiobiology, indications and results. Rec Results Cancer Res 135:105-116

Ostertag CB (1996) Radiation implants for low-grade gliomas. Techn Neurosurg 2: 174-182

Plate KH, Mennel HD (1995) Vascular morphology and angiogenesis in glial tumors. Exp Toxic Pathol 47:89-94

Rajan B, Ashley S, Gorman C et al. (1993) Craniopharyngeoma - long-term results following limited surgery and radiotherapy. Radiother Oncol 26:1-10

Ringertz N (1950) Grading of gliomas. Acta Pathol Microbiol Scand 27:51-54

Samii M (1985) Microsurgery of acoustic neurinomas with special emphasis on preservation of 7. and 8. cranial nerves and the scope of facial nerve grafting. In: Rand RW (ed) Microneurosurgery. Mosby, St. Louis, pp 336-388

Samii M, Tatagiba M (1995) Craniopharyngeoma. In: Kaye AH, Laws ER jr. (eds) Brain tumors. Churchill Livingstone, New York, pp 873-894

Schrell UMH, Rittig MG, Anders M et al. (1997) Hydroxyurea for treatment of unresectable and recurrent meningiomas. J Neurosurg 86:840-844

Seitz D (Hrsg) (1994) Neurologisch-neurochirurgisch-neuropathologisches Diagnoseverzeichnis, 4. Aufl. Barth, Leipzig Berlin Heidelberg

Staab H-J, Krauseneck P (Hrsg) (1998) Hirnmetastasen – eine interdisziplinäre Herausforderung. Thieme, Stuttgart New York
Stein BM, McCormick PC (1992) Intramedullary neoplasms and vascular malformations. Clin Neurosurg 39:361–387
Stein BM, McCormick PC (1996) Spinal intradural tumors. In: Wilkins RH, Rengachary S (eds) Neurosurgery, 2nd ed. McGraw-Hill, New York, pp 1769–1781
Sundaresan N, Didiacinto GV, Hughes JEO et al. (1991) Treatment of neoplastic spinal cord compression: results of a prospective study. Neurosurgery 29:645–650
Sweet WH (1988) Craniopharyngiomas (with a note on Rathke's cleft or epithelial cysts and on suprasellar cysts). In: Schmidek HH, Sweet WH (eds) Operative neurosurgical techniques, 2nd ed. Saunders, Philadelphia, pp 349–379
Thorner HO, Vance ML, Horvath E et al. (1992) The anterior pituitary. In: Wilson JD, Foster DW (eds) Williams textbook of endocrinology, 8th ed. Saunders, Philadelphia, pp 221–310
Tindall GT, Woodard EJ, Barrow DL (1993) Pituitary adenomas: general considerations. In: Apuzzo MLJ (ed) Brain surgery, vol.1. Churchill Livingstone, New York, pp 269–275
UICC (Wittekind Ch, Wagner G, Hrsg) (1997) TNM-Klassifikation maligner Tumoren, 5. Aufl. Springer, Berlin Heidelberg New York
von Cramon DY (1997) Die Bedeutung der präfrontalen Hirnrinde für das Arbeitsgedächtnis von Primaten. Nova Acta Leopoldina 303:265–283
Wagner G (Hrsg) (1993) Tumorlokalisationsschlüssel. International Classification of Diseases for Oncology ICD-O, 2. Aufl. Topographischer Teil, 5. Aufl. Springer, Berlin Heidelberg New York
Wagner G, Hermanek P (1995) Organspezifische Tumordokumentation. Prinzipien und Verschlüsselungsanweisungen für Klinik und Praxis. Springer, Berlin Heidelberg New York
Wallner KE, Sheline GE, Pitts LH et al. (1987) Treatment of oligodendrogliomas with or without postoperative irradiation. J Neurosurg 68:858
Wiestler OD, von Deimling A (1995) Molekulare Grundlagen der Tumorentstehung im Zentralnervensystem. Neuroforum 2:29–36
Wirtz CR, Knauth M, Staubert A et al. (2000) Clinical evaluation and follow-up results for intraoperative magnetic resonance imaging in neurosurgery. Neurosurgery 46:1112–1122
Yasargil MG (1996) Microneurosurgery, vol. IVB: Microsurgery of CNS-tumors. Thieme, Stuttgart New York
Zülch KJ (ed) (1979) Histological typing of tumours of the central nervous system. WHO, Geneva
Zülch KJ, Wechsler W (1968) Pathology and classification of gliomas. Prog Neurol Surg 2:1–84
Zülch KJ, Mennel HD (1974) The biology of brain tumours. In: Vinken PJ, Bruyn GW (eds) Tumors of the brain and skull. North Holland, Amsterdam/Elsevier, New York
Zülch KJ, Mennel HD, Zimmermann V (1974) Intracranial hypertension. In: Vinken PJ, Bruyn GW (eds) Tumors of the brain and skull. North Holland, Amsterdam/Elsevier, New York

Maligne Tumoren des Auges

C. Spraul und P. Hermanek

Vorbemerkung

Als maligne Tumoren „des Auges" sind hier zusammengefasst solche des Auges selbst, d.h. des Augapfels (intraokuläre Tumoren) wie auch solche der Augenadnexe und der Hilfsorgane des Auges (Campbell 1998). Im speziellen erfasst werden maligne Tumoren folgender Lokalisationen:

A Intraokuläre Tumoren (Uvea und Retina)
B Tumoren der Augenlider und Konjunktiva (einschl. Karunkel)
C Tumoren der Tränendrüse und ableitenden Tränenwege
D Tumoren des extrakraniellen Abschnittes des N. opticus
E Tumoren der Orbita (Weichteile und knöcherne Wand)

A Maligne intraokuläre Tumoren (maligne Tumoren von Uvea und Retina)

1 Zur Anatomie

1.1 Lokalisation des Primärtumors

Die Kodierung der Lokalisation erfolgt nach dem Tumorlokalisationsschlüssel (Wagner 1993); dieser entspricht der ICD-O-3 (Fritz et al. 2000), erweitert diese aber fallweise um eine 5. Stelle. Die in Frage kommenden Lokalisationen sind:

- Iris: C69.42,
- Ziliarkörper: C69.43,
- Choroidea: C69.3,
- Retina einschließlich Sehnervenpapille (Diskus, Papilla n. optici): C69.2.

Bei einem Tumor, der im Ziliarkörper liegt, aber auch die Iris oder die Choroidea infiltriert, wird C69.43 verwendet, die Mitbeteiligung der anderen Strukturen der Uvea wird in der T-/pT-Klassifikation erfasst.

1.2 Regionäre Lymphknoten

Da im Bulbus oculi keine Lymphgefäße vorhanden sind, wird eine lymphogene Metastasierung nur dann beobachtet, wenn der Tumor sich über die Sklera hinaus ausgebreitet hat (extraokuläre Ausbreitung in Orbitalgewebe, Tränendrüse und -wege, Konjunktiva und Augenlider).

Die regionären Lymphknoten sind die präaurikulären (Parotis-, Wangen-), submandibulären und Halslymphknoten (bis einschl. supraklavikuläre Lymphknoten [UICC 1997, 1998, 1999]).

2 Histomorphologie (Typing und Grading)

2.1 Systematik des Typings

Maßgeblich ist die 2. Auflage der WHO-Klassifikation für Tumoren des Auges und seiner Anhänge (Campbell 1998). Weiter sind der entsprechende Band des AFIP-Atlas (McLean et al. 1994) und das deutsche Handbuch Pathologie des Auges, 2. Aufl. (Naumann 1997) berücksichtigt.

In der nachstehenden Aufstellung sind die im wesentlichen vorkommenden histologishen Typen mit ihren ICD-O-Codenummern (Fritz et al. 2000; Grundmann et al. 1997) zusammengestellt; bei den Tumoren der Uvea sind jeweils auch die hauptsächlichen Lokalisationen angegeben.

Maligne Tumoren der Uvea

Unter den Tumoren der Uvea stehen maligne Melanome weit im Vordergrund; diese sind die häufigsten intraokulären Tumoren des Erwachsenen und finden sich unter allen Augentumoren am häufigsten (ca. 80%) in der Choroidea (Tabelle 2.1).

Tabelle 2.1. Maligne Tumoren der Uvea

Histologischer Typ	ICD-O-Codenummern	Hauptsächliches Vorkommen		
		Iris	Ziliarkörper	Choroidea
1. Maligne Melanome (Tumoren der Melanozyten) (1)	–	(~5–10%)	(~10–15%)	(~80%)
Spindelzellmelanom, Typ B	8774/3	+	+	–
Epitheloidzellmelanom	8771/3	+	+	+

Tabelle 2.1. (Fortsetzung)

Histologischer Typ	ICD-O-Code-nummern	Hauptsächliches Vorkommen		
		Iris	Ziliarkörper	Choroidea
Gemischtes Epitheloid- und Spindelzellmelanom	8770/3	+	+	+
Nekrotisches Melanom	8720/3 (2)	–	+	+
(Spindelzellmelanom, Typ A) (3)	8773/3	+	+	–
2. Malignes Medulloepitheliom (embryonaler Tumor des nichtpigmentierten Ziliarepithels)				
Nichtteratoid	9501/3 (4)	+	+	–
Teratoid	9502/3	+	+	–
3. Adenokarzinom	8140/3	–	+	–
4. Rhabdomyosarkom o. n. A. (5)	8900/3	+	–	–
5. Leukämien und lymphomatöse Infiltrate/maligne Lymphome (6)		+	–	+

Anmerkungen zu Tabelle 2.1

(1) Für die Einordnung in die Melanomtypen sind Spindelzellen (Typ B, Typ A) und Epitheloidzellen maßgeblich, deren Charakteristika nachstehend dargestellt sind. Dabei wird die Beschaffenheit der Nukleolen heute als auch prognostisch wichtigstes Kriterium angesehen (Tabelle 2.2).

Die zytologische Klassifikation der Uveamelanome beruht auf der Einteilung von Callender (1931) und wurde seither mehrfach modifiziert, insbesondere wegen schlechter Reproduzierbarkeit. Heute werden vereinfachend folgende zytologische Typen unterschieden (Naumann 1997):
- Spindelzellmelanom Typ B: ausschließlich Spindelzellen vom Typ B oder vom Typ B und A,
- Epitheloidzellmelanom: ausschließlich große bizarre Epitheloidzellen,
- gemischtes Epitheloid- und Spindelzellmelanom: Spindel- und Epitheloidzellen (unabhängig von deren Anteil),
- nekrotisches Melanom: so ausgiebige Nekrosen, dass Zelltyp nicht bestimmt werden kann.

Tabelle 2.2. Einordnung in die Melanomtypen

Kriterium	Spindelzellen Typ A	Spindelzellen Typ B	Epitheloidzellen
Nukleolus	Kaum sichtbar	Meist auffällig, eosinophil	Auffällig, größer als bei Spindelzellen
Kerngröße	Relativ klein	Größer	Groß
Kernform	Fusiform	Ovoid	Polymorph
Zellform	Schlanke Spindelzellen	Plumpere Spindelzellen	Große ovale unregelmäßig gestaltete Zellen, gelegentlich Riesen- und vielkernige Zellen
Zellpolymorphie	Kaum	Mäßig	Ausgeprägt
Zelllagerung	Dicht	Dicht	Locker
Mitosen	Selten	Häufig	Reichlich

(2) Für das nekrotische Melanom ist in der ICD-O und im Tumorhistologieschlüssel keine gesonderte Codenummer vorgesehen; sinngemäß wird hierfür jene des unklassifizierten Melanoms (8720/3) vorgeschlagen.

(3) In der 2. Auflage der WHO-Klassifikation der Augentumoren wird das Spindelzellmelanom Typ A nicht gesondert aufgeführt. Jedenfalls verhalten sich nahezu alle früher als Spindelzellmelanom A bezeichneten Melanome gutartig und werden heute als Spindelzellnävi klassifiziert.

(4) Für das nichtteratoide Medulloepitheliom gibt es in der ICD-O keine gesonderte Codenummer. Es wird vorgeschlagen, hierfür 9501/3 (Medulloepitheliom o. n. A.) zu verwenden.

(5) Weitere Unterteilung der Rhabdomyosarkome in der WHO-Klassifikation für Augentumoren nicht vorgesehen (falls erwünscht, s. S. 166).

(6) Kodierung wie bei Leukämien und Lymphomen anderer Lokalisation, s. Band 5 dieser Reihe.

Maligne Tumoren der Retina

Die Tumoren der Retina werden in solche der neurosensorischen Retina (Stratum neuroepitheliale, photosensorium oder cerebrale), des retinalen Pigmentepithels (Pars pigmentosa, Stratum pigmenti) und der Sehnervenpapille unterteilt (Tabelle 2.3).

Tabelle 2.3. Maligne Tumoren der Retina

Histologischer Typ	ICD-O-Codenummer
1. Maligne Tumoren der neurosensorischen Retina	
Retinoblastom o. n. A.	9510/3
Differenziertes Retinoblastom	9511/3
Undifferenziertes Retinoblastom	9512/3
Diffuses Retinoblastom	9513/3[a]
Spontan regressiertes Retinoblastom	9514/3[a]
Lymphome und Leukämien	[b]
2. Maligne Tumoren des retinalen Pigmentepithels	
Adenokarzinom	8140/3
Lymphome	[b]
3. Maligne Tumoren der Sehnervenpapille	
Spindelzellmelanom Typ B	8774/3
Epitheloidzellmelanom	8771/3
Gemischtes Epitheloid- und Spindelzellmelanom	8770/3
Medulloepitheliom	
Nichtteratoid	9501/3[c]
Teratoid	9502/3
Lymphoide Infiltrate	[b]

[a] Diese bisher freien Codenummern sind in der ICD-O-3 vorgesehen.
[b] Kodierung wie bei malignen Lymphomen und Leukämien anderer Lokalisation (s. Band 5 dieser Reihe).
[c] s. Anmerkung (4), S. 101.

2.2 Alphabetisches Verzeichnis der anerkannten malignen epithelialen Tumortypen von Uvea und Retina mit Definitionen und Hinweisen zur Klinik

Hierzu s. Tabelle 2.4.

Tabelle 2.4. Alphabetisches Verzeichnis der anerkannten malignen epithelialen Tumortypen von Uvea und Retina mit Definitionen und Hinweisen zur Klinik

Vorzugsbezeichnung/ ICD-O-Codenummer	Definition	Hinweise zur Klinik
Adenokarzinom/8140/3	Uvea: maligner Tumor des pigmentierten und nichtpigmentierten Ziliarepithels	Äußerst selten. Biologisches Verhalten unterschiedlich
	Retina: maligner Tumor des retinalen Pigmentepithels mit wechselnder Differenzierung	
Epitheloidzellmelanom/ 8771/3	Malignes Melanom, das ausschließlich aus großen Epitheloidzellen besteht	Ungünstigste Prognose unter allen malignen Melanomen
Gemischtes Epitheloid- und Spindelzellmelanom/8770/3	Malignes Melanom, das aus Spindelzellen und wechselnden Anteilen von Epitheloidzellen besteht	Prognose zwischen jener des Epitheloid- und des Spindelzellmelanoms Typ B; häufigster Melanomtyp
Malignes Medulloepitheliom	Zellen ähnlich den Epithelien des Medullarrohres oder der embryonalen Retina	Vorkommen bei Kindern, mittleres Alter 5 Jahre
Nichtteratoid/9501/3	Ohne teratoide Elemente	–
Teratoid/9502/3	Mit teratoiden Elementen, meist Knorpel, weniger häufig Glia und/oder Skelettmuskulatur	–
Nekrotisches Melanom/ 8720/3	Malignes Melanom mit so ausgiebigen Nekrosen, dass der Typ nicht bestimmt werden kann	Prognose ähnlich wie bei gemischten Epitheloid- und Spindelzellmelanomen
Retinoblastom, differenziertes/9511/3	Retinoblastom mit deutlicher Differenzierung zu Photorezeptorzellen (echte Rosetten vom Flexner-Wintersteiner-Typ)	Günstigere Prognose als beim undifferenzierten und diffusen Retinoblastom
Retinoblastom, diffuses/9513/3	Retinoblastom mit undifferenzierten kleinen basophilen Zellen, die diffus in der Retina wachsen und sie merkbar verdicken	Seltenster Typ (1–2%), in der Regel erst gegen Ende der 1. Lebensdekade auftretend, ausgeprägte Neigung zu Tumorbefall des Glaskörpers und der vorderen Augenkammer

Tabelle 2.4. Fortsetzung

Vorzugsbezeichnung/ ICD-O-Codenummer	Definition	Hinweise zur Klinik
Retinoblastom o. n. A./ 9510/3	Maligner, neuroblastischer Tumor, Folge germinaler oder somatischer Mutation am Retinoblastom-1-(Rb1-)Gen auf Chromosom 13q14, Unterteilung in differenziertes, undifferenziertes, diffuses und spontan regressiertes Retinoblastom	Häufigster intraokulärer Tumor der Kindheit (ca. 2,5% aller Tumoren der Kindheit): 30–40% hereditär, dabei 90% bilateral; Mehrzahl aller Fälle in den ersten 3 Lebensjahren, Altersgipfel im 1. und 2. Lebensjahr, bei hereditären Fällen früher, selten bereits bei Geburt oder im 2. Lebensjahrzehnt oder bei Erwachsenen. Sog. trilaterale Retinoblastome: hereditäre bilaterale Retinoblastome, assoziiert mit primärem intrakraniellem neuroblastärem Tumor in Pineal- oder Supra- oder Parasellarregion (sog. ektopisches Retinoblastom)
Retinoblastom, spontan regressiertes/9514/3	Als Folge schwerer Entzündung Herde nichtvitaler kleiner basophiler Zellen (mit und ohne Zeichen degenerierten Retinalgewebes) innerhalb eines Auges mit Atrophie, Schrumpfung und Desorganisation (sog. Phthisis bulbi) sowie ausgedehnter Verknöcherung	–
Retinoblastom, undifferenziertes/ 9512/3	Retinoblastom, bei dem undifferenzierte kleine Zellen mit hyperchromatischen Kernen und spärlich Zytoplasma in breiten Zügen wachsen; zahlreiche Mitosen, oft Nekrosen mit Verkalkung	Häufiger als differenziertes Retinoblastom
Spindelzellmelanom Typ B/8774/3	Malignes Melanom, das ausschließlich aus Spindelzellen Typ B oder Typ B und A besteht, aber keine Epitheloidzellen enthält	Prognose günstiger als bei gemischtem Epitheloid- und Spindelzellmelanom

2.3 Alphabetische Liste der Synonyme sowie veralteter und obsoleter Bezeichnungen, soweit sie maligne Melanome und Medulloepitheliome betreffen

Hierzu s. Tabelle 2.5.

Tabelle 2.5. Alphabetische Liste der Synonyme sowie veralteter und obsoleter Bezeichnungen, soweit sie maligne Melanome und Medulloepitheliome betreffen. In eckige Klammern gesetzte Bezeichnungen sollen nicht verwendet werden

Bezeichnung	Vorzugsbezeichnung	ICD-O-Nummer
Diktyom, malignes	Malignes Medulloepitheliom, nichtteratoid	9501/3
[Embryonaler neuroektodermaler Tumor][a]	Malignes Medulloepitheliom, teratoid oder nichtteratoid	9501/3 oder 9502/3
[Glioma retinae]	Retinoblastom o. n. A.	9510/3
Malignes Diktyom	Malignes Medulloepitheliom, nichtteratoid	9501/3
[Maligner embryonaler neuroektodermaler Tumor][a]	Malignes Medulloepitheliom, teratoid oder nichtteratoid	9501/3 oder 9502/3
[Malignes Teratoneurom]	Malignes Medulloepitheliom, teratoid	9502/3
[Medulloepitheliom o. n. A.][b]	Malignes Medulloepitheliom, teratoid oder nichtteratoid	9501/3 oder 9502/3
[Melanokarzinom]	Epitheloidzellmelanom	8771/3
[Melanom o. n. A.][b]	Nekrotisches malignes Melanom	8720/3
[Melanom, unklassifiziert]	Nekrotisches malignes Melanom	8720/3
[Melanosarkom]	Spindelzellmelanom Typ B	8774/3
Retinoblastom, schlecht differenziert	Retinoblastom, undifferenziert	9512/3
[Retinom]	Spontan regressiertes Retinoblastom	9514/3
[Retinozytom]	Spontan regressiertes Retinoblastom	9514/3
[Teratoneurom, malignes]	Malignes Medulloepitheliom, teratoid	9502/3
Schlecht differenziertes Retinoblastom	Retinoblastom, undifferenziert	9512/3
[Tumor, maligner embryonaler neuroektodermaler][a]	Malignes Medulloepitheliom, teratoid oder nichtteratoid	9501/3 oder 9502/3
[Unklassifiziertes malignes Melanom]	Nekrotisches malignes Melanom	8720/3

[a] Diese Bezeichnung ist wegen der Gefahr der Verwechslung mit peripheren neuroektodermalen Tumoren nicht zu empfehlen.
[b] Diese Bezeichnung nimmt zur Dignität nicht Stellung und soll daher nicht verwendet werden.

2.4 Grading (Mc Lean et al. 1994; Wagner u. Hermanek 1995)

Das Grading der *malignen Uveamelanome* erfolgt 3-stufig entsprechend dem Zelltyp:

G1: Spindelzellmelanom,
G2: Gemischtes Epitheloid- und Spindelzellmelanom,
G3: Epitheloidzellmelanom.

Beim *Retinoblastom* ergibt sich das Grading aus dem Typ:

- Differenziertes Retinoblastom – Low grade
- Undifferenziertes Retinoblastom – High grade.

Beim spontan regressierten Retinoblastom entfällt ein Grading.

Beim *Medulloepitheliom* wird ein Grading nicht vorgenommen.

Beim *Adenokarzinom* erfolgt das Grading wie bei anderen Lokalisationen entweder 3-stufig (G1–G3) oder 2-stufig (Low und High grade) entsprechend der Ähnlichkeit mit Drüsengewebe.

3 Anatomische Ausbreitung vor Therapie

Eine TNM-Klassifikation ist für das maligne Melanom der Uvea und für das differenzierte, undifferenzierte und diffuse (nicht für das spontan regressierte) Retinoblastom vorgesehen (UICC 1997, 1998, 1999, 2001; Wagner u. Hermanek 1995). Die derzeitige UICC-Klassifikation (5. Auflage) gilt bis 31.12.2002, danach ist die 6. Auflage der TNM-Klassifikation (UICC 2002) anzuwenden.

Bei den Tumortypen, für die eine TNM-Klassifikation nicht vorgesehen ist, wird die anatomische Ausbreitung in 4 Kategorien beschrieben:

- In situ (nichtinvasiv, intraepithelial),
- lokalisiert: begrenzt auf das Ursprungsorgan,
- regionär: Metastasierung in regionäre Lymphknoten und/oder direkte kontinuierliche Ausbreitung auf die Nachbarschaft,
- Fernmetastasen (einschl. Metastasen in nichtregionäre Lymphknoten).

3.1 TNM-Klassifikation des malignen Melanoms der Uvea

T/pT-Klassifikation, gültig bis 31.12.2002

(p)TX: Primärtumor kann nicht beurteilt werden

(p)T0: Kein Anhalt für Primärtumor

Iris

- *(p)T1: Tumor begrenzt auf Iris*
- *(p)T2: Tumor befällt einen Quadranten oder weniger, mit Infiltration in den vorderen Kammerwinkel*
- *(p)T3: Tumor befällt mehr als einen Quadranten, mit Infiltration in den vorderen Kammerwinkel, Ziliarkörper und/oder Choroidea*
- *(p)T4: Tumor mit extraokulärer Ausbreitung*

Ziliarkörper

- *(p)T1: Tumor begrenzt auf Ziliarkörper*
- *(p)T2: Tumor infiltriert in vordere Augenkammer und/oder Iris*
- *(p)T3: Tumor infiltriert Choroidea*
- *(p)T4: Tumor mit extraokulärer Ausbreitung*

Choroidea

- *(p)T1: Tumor 10 mm oder weniger in größter Ausdehnung und mit Erhabenheit von 3 mm oder weniger*
  - *(p)T1a: Tumor 7 mm oder weniger in größter Ausdehnung und mit Erhabenheit von 2 mm oder weniger*
  - *(p)T1b: Tumor mehr als 7 mm, aber nicht mehr als 10 mm in größter Ausdehnung und mit Erhabenheit von mehr als 2, aber nicht mehr als 3 mm*
- *(p)T2: Tumor mehr als 10, aber nicht mehr als 15 mm in größter Ausdehnung und mit Erhabenheit von mehr als 3, aber nicht mehr als 5 mm*
- *(p)T3: Tumor mehr als 15 mm in größter Ausdehnung und mit Erhabenheit von mehr als 5 mm*
- *(p)T4: Tumor mit extraokulärer Ausbreitung*

T/pT-Klassifikation, gültig ab 01.01.2003

(p)TX: Primärtumor kann nicht beurteilt werden

(p)T0: Kein Anhalt für Primärtumor

Iris

- *(p)T1: Tumor begrenzt auf Iris*
  - (p)T1a: Tumor nicht mehr als ein Quadrant groß, ohne melanomalytisches Glaukom
  - (p)T1b: Tumor mehr als ein Quadrant groß, ohne melanomalytisches Glaukom
  - (p)T1c: Tumor mit melanomalytischem Glaukom
- *(p)T2: Tumor konfluierend mit oder mit Ausbreitung auf Ziliarkörper und/oder Choroidea* (siehe Anmerkung S. 110)
  - (p)T2a: mit melanomalytischem Glaukom
- *(p)T3: Tumor mit Ausbreitung auf Sklera*
  - (p)T3a: mit melanomlytischem Glaukom
- *(p)T4: Tumor mit extraokulärer Ausbreitung*

Ziliarkörper und Choroidea

- *(p)T1: Tumor 10 mm oder weniger in größter basaler Ausdehnung und 2,5 mm oder weniger in größter Höhe*
  - (p)T1a: Tumor ohne extraokuläre Ausbreitung
  - (p)T1b: Tumor mit mikroskopischer extraokulärer Ausbreitung
  - (p)T1c: Tumor mit makroskopischer extraokulärer Ausbreitung
- *(p)T2: Tumor mehr als 10 mm, aber nicht mehr als 16 mm in größter basaler Ausdehnung und/oder mehr als 2,5 mm, aber nicht mehr als 10 mm in größter Höhe*
  - (p)T2a: Tumor ohne extraokuläre Ausbreitung
  - (p)T2b: Tumor mit mikroskopischer extraokulärer Ausbreitung
  - (p)T2c: Tumor mit makroskopischer extraokulärer Ausbreitung
- *(p)T3: Tumor mehr als 16 mm in größter basaler Ausdehnung und/oder mehr als 10 mm in größter Höhe, ohne extraokuläre Ausbreitung*
- *(p)T4: Tumor mehr als 16 mm in größter basaler Ausdehnung und/oder mehr als 10 mm in größter Höhe, mit extraokulärer Ausbreitung*

Anmerkung

Bei der Definition von T2 und T3 wurde in der englischen Originalausgabe vom allgemeinen Grundsatz des TNM-Systems, dass Hauptkategorien (T1–4) so definiert sein müssen, dass alle Subkategorien (a, b, c) eingeschlossen sind, abgewichen. Diese Inkonsequenz wird in der deutschen Übersetzung beibehalten, um die internationale Vergleichbarkeit nicht zu behindern.

Erfordernisse für pT

pT1–3: Histologische Untersuchung des Primärtumors mit histologisch tumorfreien Resektionsrändern.
pT4: Mikroskopische Bestätigung einer extraokulären Ausbreitung.

Erläuterungen zur T/pT-Klassifikation

- Extraokuläre Ausbreitung liegt dann vor, wenn der Tumor den Augapfel überschreitet, also in die Orbita, den N. opticus, die äußeren Augenmuskeln, den Tränenapparat oder die Konjuktiva infiltriert. In erster Linie ist mit Invasion der Orbita zu rechnen.
- Bei Irismelanomen wird zur Beschreibung der Ausdehnung in der englischen Originalausgabe statt von Quadranten von „3 clock hours in size" gesprochen.
- Die bei Ziliarkörper und Choroidea maßgebende „größte Ausdehnung" bezieht sich auf die flächenmäßige Ausdehnung (in Kontakt zur Sklera, sog. Tumorbasis). Diese kann in Papillendurchmessern (DD) geschätzt werden, wobei ein Papillendurchmesser im Durchschnitt 1,5 mm entspricht.
- Die Schätzung der größten Höhe (Dicke) kann in Dioptrien erfolgen, wobei durchschnittlich 3 Dioptrien 1 mm entsprechen. Techniken wie Ultrasonographie können genauere Messwerte ergeben.
- Bei Diskrepanzen zwischen größtem Durchmesser und Erhabenheit soll die höchste Kategorie verwendet werden. Beispiel: 12 mm in größter Ausdehnung, 3 mm erhaben: T2.

N/pN-Klassifikation

(p)NX: Regionäre Lymphknoten können nicht beurteilt werden
(p)N0: Keine regionären Lymphknotenmetastasen
(p)N1: Regionäre Lymphknotenmetastasen

Erfordernisse für pN

pN0: Histologische Untersuchung üblicherweise von 6 oder mehr regionären Lymphknoten. Wenn weniger als 6, aber mindestens ein regionärer Lymphknoten untersucht werden und diese(r) tumorfrei ist/sind, ist dem Befund pN0 in Klammern die Zahl befallener und untersuchter Lymphknoten zuzusetzen, um die Verlässlichkeit der Klassifikation anzuzeigen, z. B. pN0 (0/2).

pN1: Histologische Bestätigung von Metastase(n) in wenigstens einem regionären Lymphknoten.

Erläuterungen

- Wenn regionäre Lymphknoten zwar palpabel oder in bildgebenden Verfahren sichtbar sind, aber keinen klinischen Verdacht auf Metastasen erwecken, ist die klinische Kategorie N0 anzugeben. N1 ist nur dann zutreffend, wenn durch Härte der tastbaren Lymphknoten, deren Vergrößerung oder durch Veränderung in den bildgebenden Verfahren hinreichende klinische Evidenz für Metastasierung besteht. Die Bezeichnung „Adenopathie" ist nicht präzise genug, um Lymphknotenmetastasen anzunehmen.
- Nachweis ausschließlich von isolierten (disseminierten) Tumorzellen in den Sinus von regionären Lymphknoten (sog. Tumorzellemboli, sog. Mikroinvasion) durch morphologische Methoden (insbesondere Immunzytochemie) oder durch molekularpathologische Methoden beeinflusst die pN-Klassifikation nicht (Hermanek et al. 1999; UICC 2001). Die entsprechenden Befunde sollten wie folgt dokumentiert werden:
  - *pN0(i-): bei morphologischer Untersuchung isolierte Tumorzellen nicht nachweisbar,*
  - *pN0(i+): bei morphologischer Untersuchung isolierte Tumorzellen nachweisbar,*
  - *pN0(mol-): negativer Befund bei molekularpathologischer Untersuchung,*
  - *pN0(mol+): positiver Befund bei molekularpathologischer Untersuchung.*
- Ausschließliches Vorkommen von Mikrometastasen, d. h. Metastasen mit einer größten Ausdehnung von 2 mm oder weniger, wird durch den Zusatz von „(mi)" gekennzeichnet: pN1(mi).
- Als Sentinellymphknoten wird der erste Lymphknoten bezeichnet, in den die Lymphe aus dem Primärtumor abfließt (gelegentlich gibt es mehr als einen Sentinellymphknoten). Gelangt nur der (oder die) Senti-

nellymphknoten zur histologischen Untersuchung, sind die entsprechenden Befunde mit dem Zusatz „(sn)" zu kennzeichnen (Hermanek et al.1999; UICC 2001):
- *pN0(sn): keine Metastasen im (in den) Sentinellymphknoten,*
- *pN1(sn): Metastasen im (in den) Sentinellymphknoten.*

M/pM-Klassifikation

(p)MX: Fernmetastasen können nicht beurteilt werden

(p)M0: Keine Fernmetastasen

(p)M1: Fernmetastasen

Erfordernisse für pM

Mikroskopischer (histologischer und zytologischer) Nachweis von Fernmetastasen.

Erläuterungen

Nachweis isolierter (disseminierter, zirkulierender) Tumorzellen in Knochenmarkbiopsien beeinflusst die M/pM-Klassifikation nicht. Jedoch sollten die entsprechenden Befunde wie folgt dokumentiert werden (Hermanek 1999; UICC 2001):

- M0(i–): bei morphologischer Untersuchung isolierte Tumorzellen nicht nachweisbar,
- M1(i+): bei morphologischer Untersuchung isolierte Tumorzellen nachweisbar,
- M0(mol–): negativer Befund bei molekularpathologischer Untersuchung,
- M0(mol+): positiver Befund bei molekularpathologischer Untersuchung.

Erfolgen entsprechende Untersuchungen an Fernorganen oder Blut, wird dies zusätzlich angegeben, z. B. M0(i+, Leber) oder M0(mol–, Blut).

Zusätzliche Klassifikationen, vorzunehmen bis 31.12.2002

Für die Klassifikation des malignen Melanoms der Uvea sind als Besonderheiten zusätzlich zu T, N und M bzw. pT, pN und pM eine spezielle V- und eine S-Klassifikation vorzunehmen, die allerdings die Stadiengruppierung nicht beeinflussen. Ab 01.01.2003 entfallen diese zusätzlichen Klassifikationen.

S-Klassifikation (Skleralinvasion)

SX: Skleralinvasion kann nicht beurteilt werden
S0: Sklera frei von Tumor
S1: Intrasklerale Tumorinvasion
S2: Extrasklerale Tumorinvasion

Erläuterung

Als Vortexvenen (Vv. vorticosae, Vv. choroideae oculi) werden die 4 oder 5 aus der Choroidea abführenden, die Sklera durchbrechenden Venen bezeichnet.

V-Klassifikation (Veneninvasion)

VX: Veneninvasion kann nicht beurteilt werden
V0: Venen frei von Tumor
V1: Venen innerhalb des Melanoms mit Tumor
V2: Vortexvenen mit Tumor

Erläuterung

Intrasklerale Tumorinvasion schließt perineurale und perivaskuläre Invasion im Skleralbereich ein. Extrasklerale Tumorinvasion entspricht einer extraskleralen Ausbreitung, d. h. (p)T4.

Schema zur TNM/pTNM-Klassifikation maligner Uveamelanome

Primärtumor bis 31.12.2002   TNM   pTNM

	TNM	pTNM
Primärtumor kann nicht beurteilt werden	○ TX	○ pTX
Kein Anhalt für Primärtumor	○ T0	○ pT0

Tumor ohne extraokuläre Ausbreitung

Tumor der Iris

	TNM	pTNM
Tumor begrenzt auf Iris	○ T1	○ pT1
Tumor mit Invasion des vorderen Kammerwinkels		
Befall ≤1 Quadrant	○ T2	○ pT2
Befall >1 Quadrant	○ T3	○ pT3

Tumor des Ziliarkörpers

	TNM	pTNM
Tumor begrenzt auf Ziliarkörper	○ T1	○ pT1
Tumor mit Invasion der vorderen Augenkammer und/oder Iris	○ T2	○ pT2
Tumor mit Invasion der Choroidea	○ T3	○ pT3

Tumor der Choroidea

Basis-⌀ / Prominenz	≤7 mm	>7–10 mm	>10–15 mm	>15 mm	TNM	pTNM
≤2 mm	(p)T1a				○ T1a / ○ T1b	○ pT1a / ○ pT1b
>2–3 mm		(p)T1b			○ T2	○ pT2
>3–5 mm			(p)T2		○ T3	○ pT3
>5 mm				(p)T3		

	TNM	pTNM
Tumor mit extraokulärer Ausbreitung	○ T4	○ pT4

Primärtumor ab 01.01.2003

	TNM	pTNM
Primärtumor kann nicht beurteilt werden	○ TX	○ pTX
Kein Anhalt für Primärtumor	○ T0	○ pT0

Tumor der Iris

	TNM	pTNM
Tumor begrenzt auf Iris	○ T1	○ pT1
Ohne melanomalytisches Glaukom		
≤1 Quadrant	○ T1a	○ pT1a
>1 Quadrant	○ T1b	○ pT1b
Mit melanomalytischem Glaukom	○ T1c	○ pT1c

Tumor konfluierend mit/sich ausbreitend
auf Ziliarkörper und/oder Choroidea
  Ohne melanomalytisches Glaukom   ○ T2   ○ pT2
  Mit melanomalytischem Glaukom   ○ T2a   ○ pT2a
Tumor mit Ausbreitung auf Sklera
  Ohne melanomalytisches Glaukom   ○ T3   ○ pT3
  Mit melanomalytischem Glaukom   ○ T3a   ○ pT3a
Tumor mit extraokulärer Ausbreitung   ○ T4   ○ pT4

Tumor von Ziliarkörper und Choroidea

Basis	Höhe	Extraokuläre Ausbreitung		
		nein	mikrosk.	makrosk.
≤10	≤2,5	(p)T1a	(p)T1b	(p)T1c
>10–16	>2,5–10	(p)T2a	(p)T2b	(p)T2c
>10	>10	(p)T3	(p)T4	(p)T4

○ T1a ○ pT1a
○ T1b ○ pT1b
○ T1c ○ pT1c
○ T2a ○ pT2a
○ T2b ○ pT2b
○ T2c ○ pT2c
○ T3   ○ pT3
○ T4   ○ pT4

Regionäre Lymphknoten
Regionäre Lymphknoten können nicht beurteilt werden   ○ NX   ○ pNX
Keine regionären Lymphknotenmetastasen   ○ N0   ○ pN0
Regionäre Lymphknotenmetastasen   ○ N1   ○ pN1

Fernmetastasen
○ Fernmetastasen können nicht beurteilt werden   MX   pMX
○ Keine Fernmetastasen   M0   pM0
○ Fernmetastasen   M1   pM1

```
TNM:   T_____ N_____ M_____
pTNM:  pT_____ pN_____ pM_____
```

Klinische Stadiengruppierung, gültig bis 31.12.2002

Wenn mehr als eine Struktur der Uvea befallen ist, richtet sich die Stadiengruppierung nach der am stärksten befallenen Struktur.

Iris und Ziliarkörper

	M0		M1
	N0	N1	
T1	St.I	St.IVB	
T2	St.II		
T3	St.III		
T4	St.IVA		

Choroidea

	M0		M1
	N0	N1	
T1a	St.IA	St.IVB	
T1b	St.IB		
T2	St.II		
T3	St.IIII		
T4	St.IVA		

Erläuterungen

Wenn T0 oder TX

- *sofern M1 oder N1M0: Stadium IVB,*
- *sonst: Stadium unbestimmt;*

wenn NX

- *sofern M1: Stadium IVB,*
- *bei Iris und Ziliarkörper: sofern T1M0 oder T1MX: Stadium I,*
- *bei Choroidea: sofern T1aM0 oder T1aMX: Stadium IA,*
- *sonst: Stadium unbestimmt.*

Bei T1(a, b) keine Lymphknotenmetastasen und nur sehr selten Fernmetastasen!

Klinische Stadiengruppierung, gültig ab 01.01.2003
(gleich definiert für Tumoren von Iris, Ziliarkörper und Choroidea)

	M0		M1
	N0	N1	
T1	St.I		
T2	St.II	St.IV	
T3,4	St.III		

Erläuterungen

Wenn T0 oder TX

- *sofern M1 oder N1M0: Stadium IV,*
- *sonst: Stadium unbestimmt;*

wenn NX:

- *sofern M1: Stadium IV,*
- *sofern T1M0 oder T1MX: Stadium I,*
- *sonst: Stadium unbestimmt.*

Bei T1 nur sehr selten Lymphknoten- oder Fernmetastasen!

Definitive Stadiengruppierung

Für die definitive Stadiengruppierung sind bzgl. Primärtumor und regionärer Lymphknoten pT und pN maßgebend. Nur wenn pTX bzw. pNX vorliegt, wird die klinische T- bzw. N-Kategorie für die definitive Stadiengruppierung herangezogen.

Bei Unterschieden zwischen der klinisch festgestellten M-Kategorie und der pathologischen pM-Kategorie ist im Einzelfall jeweils unter Berücksichtigung der Gesamtsituation festzulegen, welche Kategorie für die Gesamtbeurteilung (Gesamt-M) bei der Stadiengruppierung maßgeblich ist.

Wenn mehr als eine Struktur der Uvea befallen ist, richtet sich die Stadiengruppierung nach der am stärksten befallenen Struktur.

Definitive Stadiengruppierung, gültig bis 31.12.2002

Iris und Ziliarkörper

	Gesamt-M0		Gesamt-M1
	pN0	pN1	
pT1	St.I	St.IVB	
pT2	St.II		
pT3	St.III		
pT4	St.IVA		

Iris und Ziliarkörper

	Gesamt-M0		Gesamt-M1
	pN0	pN1	
pT1a	St.IA	St.IVB	
pT1b	St.IB		
pT2	St.II		
pT3	St.III		
pT4	St.IVA		

Erläuterungen

Wenn pTX oder pNX, werden die klinischen Kategorien T und N zur Stadiengruppierung verwendet:

Wenn pTX und TX *oder* **wenn pT0 und T0** *oder* **wenn pTX und T0**

- *sofern Gesamt M1 oder pN1 Gesamt-M0: Stadium IVB,*
- *sonst Stadium unbestimmt,*

wenn pNX und NX

- *sofern Gesamt-M1: Stadium IVB,*
- *bei Iris und Ziliarkörper: sofern pT1 Gesamt-M0 oder pT1 Gesamt-MX: Stadium I,*
- *bei Choroidea: sofern pT1a Gesamt-M0 oder pT1a Gesamt-MX: Stadium IA,*
- *sonst Stadium unbestimmt.*

Bei pT1(a, b) keine Lymphknotenmetastasen und nur sehr selten Fernmetastasen.

Definitive Stadiengruppierung, gültig ab 01.01.2003

	Gesamt-M0		Gesamt-M1
	pN0	pN1	
pT1	St.I		
pT2	St.II	St.IV	
pT3,4	St.III		

Erläuterungen

Wenn pTX oder pNX, werden die klinischen Kategorien T und N zur Stadiengruppierung verwendet:

Wenn pTX und TX *oder* **wenn pT0 und T0** *oder* **wenn pTX und T0**

- *sofern Gesamt-M1 oder pN1 Gesamt-M0: Stadium IV,*
- *sonst: Stadium unbestimmt;*

wenn pNX und NX

- *sofern Gesamt-M1: Stadium IV,*
- *sofern pT1 Gesamt-M0 oder pT1 Gesamt-MX: Stadium I,*
- *sonst: Stadium unbestimmt.*

Bei pT1 nur sehr selten Lymphknoten- oder Fernmetastasen!

C-Faktor

Die klinische TNM-Klassifikation ist je nach angewendeten Untersuchungsmethoden unterschiedlich verlässlich. Dies kann durch Angabe des C-(Certainty-)Faktors dokumentiert werden. Die pTNM-Klassifikation entspricht stets C4:

Primärtumor

- *C1: Ophthalmoskopie, Diaphanoskopie,*
- *C2: Ultrasonographie, Fluoreszenzangiographie, Computerstereometrie, MRT,*
- *C3: Probefreilegung einschl. Biopsie;*

Regionäre Lymphknoten

- C1: klinische Untersuchung,
- C2: Sonographie, CT, Biopsie, Zytologie,
- C3: chirurgische Exploration einschl. Zytologie und Biopsie;

Fernmetastasen

- C1: klinische Untersuchung, Standardröntgenaufnahmen,
- C2: Röntgen in speziellen Projektionen, konventionelle Schichtaufnahmen, CT, Sonographie, MRT, nuklearmedizinische Untersuchungen, Biopsie, Zytologie,
- C3: chirurgische Exploration einschl. Biopsie und Zytologie.

3.2 TNM-Klassifikation des Retinoblastoms, gültig bis 31.12.2002

Beachte:
- Bei spontan regressiertem Retinoblastom entfällt eine TNM-Klassifikation!
- Bei beidseitigem Befall ist jedes Auge gesondert zu klassifizieren.
- Multizentrischer Befall in einem Auge (nicht selten!) wird in der T/pT-Klassifikation durch das Suffix „(m)" angezeigt, z. B. T2(m).

T-Klassifikation

TX: Primärtumor kann nicht beurteilt werden

T0: Kein Anhalt für Primärtumor

T1: Tumor(en) begrenzt auf 25% der Retina oder weniger

T2: Tumorbefall von mehr als 25%, aber nicht mehr als 50% der Retina

T3: Tumorbefall von mehr als 50% der Retina und/oder Infiltration jenseits der Retina, aber noch intraokulär

- T3a: Tumorbefall von mehr als 50% der Retina und/oder Tumorzellen im Glaskörper
- T3b: Tumorbefall der Sehnervenpapille
- T3c: Tumorbefall der vorderen Kammer und/oder Uvea

> **T4: Tumor(en) mit extraokulärer Ausbreitung**
>
> - *T4a: Tumor infiltriert retrobulbären N. opticus*
> - *T4b: Tumor mit sonstiger extraokulärer Ausbreitung*
>
> **Suffixe zu den T-Kategorien**
>
> - *(m): multiple Tumoren*
> - *(f): bekannte Familienanamnese*
> - *(d): diffuser Netzhautbefall ohne Bildung einer umschriebenen Tumormasse*

Erläuterung

Sonstige extraokuläre Ausbreitung (T4b) liegt in erster Linie als Ausbreitung in die Orbita vor.

> **pT-Klassifikation (abweichende Definitionen für pT3b, 3c, 4a und 4b)**
>
> pTX, pT0, pT1, pT2, pT3 und pT3a: Definitionen entsprechen jenen der T-Kategorien
>
> pT3b: Tumor infiltriert N. opticus bis zur Lamina cribrosa
>
> pT3c: Tumor in vorderer Kammer und/oder Infiltration der Uvea mit Verdickung und/oder intraskleraler Invasion
>
> pT4: entspricht T4
>
> pT4a: Intraneuraler Tumor jenseits der Lamina cribrosa, aber nicht an der Resektionslinie
>
> pT4b: Tumor an der Resektionslinie des N. opticus oder sonstige extraokuläre Ausbreitung

Ramifikation von T/pT-Kategorien

- *(p)T1: a: Makula nicht befallen, b: Makula befallen*
- *(p)T2: a: Makula nicht befallen, b: Makula befallen*

Erfordernisse für pT

pT1–3: Pathologische Untersuchung des enukleierten Auges.
pT4: Mikroskopische Bestätigung des Tumors an der Resektionslinie des N. opticus oder einer anderen extraokulären Ausbreitung.

N/pN- und M/pM-Klassifikation

Entsprechen jenen bei malignen Melanomen der Uvea, s. S. 110–112.

Schema zur TNM/pTNM-Klassifikation

	T	pT
Primärtumor		
Primärtumor kann nicht beurteilt werden	ο TX	ο pTX
Kein Anhalt für Primärtumor	ο T0	ο pT0
Tumor(en) auf Retina begrenzt		
≤25%	ο T1	ο pT1
Makula nicht befallen	ο T1a	ο pT1a
Makula befallen	ο T1b	ο pT1b
>25–50%	ο T2	ο pT2
Makula nicht befallen	ο T2a	ο pT2a
Makula befallen	ο T2b	ο pT2b
>50%	ο T3	ο pT3
Tumor(en) mit Invasion jenseits der Retina, aber noch intraokulär	ο T3	ο pT3
Tumorzellen im Glaskörper	ο T3a	ο pT3a
T-Klassifikation		
Tumorbefall der Sehnervenpapille	ο T3b	–
Tumorbefall von vorderer Kammer und/oder Uvea	ο T3c	–
pT-Klassifikation		
Tumor infiltriert N. opticus bis zur Lamina cribrosa	–	ο pT3b
Infiltration der Uvea mit Verdickung und/oder intraskleraler Ausbreitung	–	ο pT3c
Tumor(en) mit extraokulärer Infiltration	ο T4	ο pT4

T-Klassifikation

Tumor infiltriert retrobulbären N. opticus	o T4a	–
Sonstige extraokuläre Ausbreitung	o T4b	–

pT-Klassifikation

Intraneuraler Tumor jenseits Lamina cribrosa, aber nicht an den Resektionsrändern	–	o pT4a
Tumor an der Resektionslinie oder sonstige extraokuläre Ausbreitung	–	o pT4b

Regionäre Lymphknoten

Regionäre Lymphknoten können nicht beurteilt werden	o NX	o pNX
Keine regionären Lymphknotenmetastasen	o N0	o pN0
Regionäre Lymphknotenmetastasen	o N1	o pN1

Fernmetastasen

Fernmetastasen können nicht beurteilt werden	o MX	o pMX
Keine Fernmetastasen	o M0	o pM0
Fernmetastasen	o M1	o pM1

```
TNM  T_____ (_____) N_____ M_____
     pT_____ (_____) pN_____ pM_____
```

Zusätzliche Angaben — Suffix
- o Multiple Tumoren — (m)
- o Bekannte Familienanamnese — (f)
- o Diffuser Netzhautbefall ohne Bildung einer Tumormasse — (d)

Klinische Stadiengruppierung

	M0		M1
	N0	N1	
T1	St.IA		
T2	St.IB		
T3a	St.IIA		
T3b	St.IIB	IV	
T3c	St.IIC		
T4a	St.IIIA		
T4b	St.IIIB		

Erläuterungen

Wenn T0 oder TX

- *sofern M1 oder N1M0: Stadium IV,*
- *sonst Stadium unbestimmt,*

wenn NX

- *sofern M1: Stadium IV,*
- *sofern T1M0 oder T1MX: Stadium IA,*
- *sonst Stadium unbestimmt,*

wenn MX

- *sofern T1N0 oder T1NX: Stadium IA,*
- *sonst Stadium unbestimmt.*

Bei T1 keine regionären Lymphknotenmetastasen und nur sehr selten Fernmetastasen!

Definitive Stadiengruppierung

Für die definitive Stadiengruppierung sind bzgl. Parameter und regionärer Lymphknoten pT und pN maßgebend. Nur wenn pTX bzw. pNX vorliegt, wird die klinische T- bzw. N-Kategorie für die definitive Stadiengruppierung herangezogen.

Bei Unterschieden zwischen der klinisch festgestellten M- und der pathologischen pM-Kategorie ist im Einzelfall jeweils unter Berücksichtigung der Gesamtsituation festzulegen, welche Kategorie für die Gesamtbeurteilung (Gesamt-M) bei der Stadiengruppierung maßgeblich ist.

	Gesamt-M0		Gesamt-M1
	pN0	pN1	
pT1	St.IA	St.IV	
pT2	St.IB		
pT3a	St.IIA		
pT3b	St.IIB		
pT3c	St.IIC		
pT4a	St.IIIA		
pT4b	St.IIIB		

Erläuterungen

Wenn pTX oder pNX, werden die klinischen Kategorien T bzw. N zur Stadiengruppierung verwendet:

Wenn pTX und TX *oder* **wenn pT0** *oder* **wenn pTX und T0**

- *sofern Gesamt-M1 oder pN1Gesamt-M0: Stadium IV,*
- *sonst Stadium unbestimmt,*

wenn pNX und NX

- *sofern Gesamt-M1: Stadium IV,*
- *sofern pT1 Gesamt-M0 oder pT1 Gesamt-MX: Stadium IA,*
- *sonst Stadium unbestimmt,*

wenn Gesamt-MX

- *sofern pT1pNX oder pT1pN0: Stadium IA,*
- *sonst Stadium unbestimmt.*

Bei pT1 keine Lymphknotenmetastasen und nur sehr selten Fernmetastasen!

3.3 TNM-Klassifikation des Retinoblastoms, gültig ab 01.01.2003

Beachte:

- Bei spontan regressiertem Retinoblastom entfällt eine TNM-Klassifikation!
- Bei beidseitigem Befall ist jedes Auge gesondert zu klassifizieren.
- Multizentrischer Befall in einem Auge (nicht selten!) wird in der T/pT-Klassifikation durch das Suffix „(m)" angezeigt, z. B. T2(m).

T-Klassifikation

TX: Primärtumor kann nicht beurteilt werden

T0: Kein Anhalt für Primärtumor

T1: Tumor(en) begrenzt auf Retina, keine Tumorzellen im Glaskörper, keine signifikante Netzhautablösung (keine subretinale Flüssigkeit mehr als 5 mm von Tumorbasis), Tumorgröße nicht mehr als die Hälfte des Augenvolumens

- *T1a: größter Tumor 3 mm oder weniger in Höhe und kein Tumor näher als 1 Papillendurchmesser (DD) (1,5 mm) zu N. opticus oder Fovea*
- *T1b: alle anderen Situationen*

T2: Tumor mit kontinuierlicher Ausbreitung in Nachbargewebe oder -räume (Glaskörper oder Subretinalraum)

- *T2a: minimale Ausbreitung in Glaskörper und/oder Subretinalraum. (Zarte lokale oder diffuse Absiedelung im Glaskörper und/oder seröse Netzhautablösung, auch totale Netzhautablösung kann vorhanden sein, aber keine Klumpen, Haufen, Schneebälle oder avaskuläre Massen im Glaskörper oder Subretinalraum. Kalkflecken im Glaskörper oder Subretinalraum erlaubt. Tumor kann bis 2/3 des Augenvolumens einnehmen)*
- *T2b: massive Ausbreitung in Glaskörper und/oder Subretinalraum. (Glaskörperabsiedelung und/oder Subretinalraumbefall kann in Form von Haufen, Klumpen, Schneebällen oder avaskulären Massen vorhanden sein. Netzhautablösung kann total sein. Tumor kann bis zu 2/3 des Augenvolumens einnehmen)*
- *T2c: unheilbare intraokuläre Erkrankung. Tumor nimmt mehr als 2/3 des Auges ein oder es besteht keine Möglichkeit der Visuserhaltung oder eines oder mehrere der folgenden Merkmale vorhanden:*
  - tumorassoziiertes Glaukom durch Neovaskularisation oder Verlegung des Kammerwinkels
  - Tumorausbreitung in vorderes Segment
  - Tumorausbreitung in Ziliarkörper
  - Hyphaema (signifikant)
  - massive Glaskörperblutung
  - Tumor in Kontakt mit Linse
  - klinisches Bild ähnlich orbitaler Zellulitis (massive Tumornekrose)

T3: Infiltration des N. opticus und/oder seiner Hüllen

T4: Extraokuläre Ausbreitung

pT-Klassifikation (abweichende Definitionen für pT1-pT3)

pTX, pT0 und pT4: Definitionen entsprechen jenen der T-Kategorien

pT1: Tumor begrenzt auf Retina, Glaskörper oder Subretinalraum. Keine Infiltration des N. opticus oder der Choroidea

pT2: Minimale Infiltration des N. opticus und/oder seiner Hüllen und/oder herdförmige Infiltration der Choroidea

- *pT2a: Tumor infiltriert N. opticus bis zur Lamina cribrosa, aber nicht jenseits dieser*
- *pT2b: Tumor infiltriert herdförmig Choroidea*
- *pT2c: Tumor infiltriert N. opticus bis zur Lamina cribrosa, aber nicht jenseits dieser und infiltriert herdförmig Choroidea*

pT3: Signifikante Infiltration des N. opticus und/oder seiner Hüllen und/oder massive Infiltration der Choroidea

- *pT3a: Tumor infiltriert N. opticus bis jenseits der Lamina cribrosa, aber nicht bis zur Resektionslinie*
- *pT3b: Tumor infiltriert massiv Choroidea*
- *pT3c: Tumor infiltriert N. opticus bis jenseits der Lamina cribrosa, aber nicht bis zur Resektionslinie und infiltriert Choroidea massiv*

pT4: Extraokuläre Tumorausbreitung

- *Infiltration des N. opticus bis zur Resektionslinie*
- *Infiltration durch die Sklera in die Orbita*
- *Ausbreitung in die Orbita vorne oder hinten*
- *Ausbreitung in Gehirn*
- *Ausbreitung in Subarachnoidealraum des N. opticus*
- *Ausbreitung zum Apex der Orbita*
- *Ausbreitung bis, aber nicht durch das Chiasma*
- *Ausbreitung in das Gehirn jenseits des Chiasma*

Erfordernisse für pT

Histologische Untersuchung des enukleierten Auges.

N/pN-Klassifikation

Entspricht jener bei malignem Melanom der Uvea, s. S. 110–112.

M/pM-Klassifikation

(p)MX: Fernmetastasen können nicht beurteilt werden

(p)M0: Keine Fernmetastasen

(p)M1: Fernmetastasen

Bei pM1 weitere Unterteilung:

pM1a: Knochenmark

pM1b: Andere Lokalisationen

Schema zur TNM/pTNM-Klassifikation

	T	pT
Primärtumor		
Primärtumor kann nicht beurteilt werden	○ TX	○ pTX
Kein Anhalt für Primärtumor	○ T0	○ pT0
T-Klassifikation		
Tumor begrenzt auf Retina, keine Tumorzellen im Glaskörper, keine signifikante Netzhautablösung (keine subretinale Flüssigkeit mehr als 5 mm), Tumorgröße nicht mehr als die Hälfte des Augenvolumens	○ T1	–
Größter Tumor 2 mm oder weniger in Höhe *und* kein Tumor näher als 1 Papillendurchmesser (DD) (1,5 mm) zu N.opticus oder Fovea	○ T1a	–
Andere Situation	○ T1b	–

Tumor mit kontinuierlicher Ausbreitung in Nachbargewebe oder -räume (Glaskörper oder Subretinalraum)	o T2	–
Minimale Ausbreitung in Glaskörper und/oder Subretinalraum und Tumorgröße nicht mehr als 2/3 des Augenvolumens (1)	o T2a	–
Massive Ausbreitung in Glaskörper und/oder Subretinalraum und Tumorgröße nicht mehr als 2/3 des Augenvolumens (2)	o T2b	–
Unheilbare intraokuläre Erkrankung (3)	o T2c	–
Tumor infiltriert N. opticus und/oder seine Hüllen	o T3	–
Tumor mit extraokulärer Ausbreitung	o T4	–

pT-Klassifikation

Tumor begrenzt auf Retina, Glaskörper und/oder Subretinalraum	–	o pT1
Minimale Infiltration des N.opticus und/oder seiner Hüllen und/oder herdförmige Infiltration der Choroidea	–	o pT2
Tumor infiltriert N.opticus bis zur Lamina cribrosa, aber nicht jenseits dieser	–	o pT2a
Tumor infiltriert Choroidea herdförmig	–	o pT2b
Tumor infiltriert N.opticus bis zur Lamina cribrosa, aber nicht jenseits dieser *und* infiltriert Choroidea herdförmig	–	o pT2c
Signifikante Infiltration des N.opticus und/oder seiner Hüllen und/oder massive Infiltration der Choroidea	–	o pT3
Tumor infiltriert N.opticus bis jenseits der Lamina cribrosa, aber nicht bis zur Resektionslinie	–	o pT3a
Tumor infiltriert Choroidea massiv	–	o pT3b
Tumor infiltriert N.opticus bis jenseits der Lamina cribrosa, aber nicht bis zur Resektionslinie *und* infiltriert Choroidea massiv	–	o pT3c
Tumor mit extraokulärer Ausbreitung (4)	–	o pT4

Anmerkungen

(1) Zarte lokale oder diffuse Absiedelung im Glaskörper und/oder seröse Netzhautablösung, auch totale Netzhautablösung kann vorhanden sein, aber keine Klumpen, Haufen, Schneebälle oder avaskuläre Massen im Glaskörper oder Subretinalraum. Kalkflecken im Glaskörper oder Subretinalraum erlaubt.

(2) Glaskörperabsiedelung und/oder Subretinalraumbefall kann in Form von Haufen, Klumpen, Schneebällen oder avaskulären Massen vorhanden sein. Netzhautablösung kann total sein.

(3) Tumor nimmt mehr als 2/3 des Auges ein *oder* es besteht keine Möglichkeit der Visuserhaltung *oder* eine oder mehrere der folgenden Merkmale vorhanden:
  - tumorassoziiertes Glaukom durch Neovaskularisation oder Verlegung des Kammerwinkels
  - Tumorausbreitung in vorderes Segment
  - Tumorausbreitung in Ziliarkörper
  - Hyphaema (signifikant)
  - massive Glaskörperblutung
  - Tumor in Kontakt mit Linse
  - klinisches Bild ähnlich orbitaler Zellulitis (massive Tumornekrose)

(4) pT4 Extraokuläre Tumorausbreitung:
  - Infiltration des N. opticus bis zur Resektionslinie
  - Infiltration durch die Sklera in die Orbita
  - Ausbreitung in die Orbita vorne oder hinten
  - Ausbreitung in Gehirn
  - Ausbreitung in Subarachnoidealraum des N.opticus
  - Ausbreitung zum Apex der Orbita
  - Ausbreitung bis, aber nicht durch das Chiasma
  - Ausbreitung in das Gehirn jenseits des Chiasma

Regionäre Lymphknoten

Regionäre Lymphknoten können nicht beurteilt werden	o NX	o pNX
Keine regionären Lymphknotenmetastasen	o N0	o pN0
Regionäre Lymphknotenmetastasen	o N1	o pN1

Fernmetastasen

Fernmetastasen können nicht beurteilt werden	o MX	o pMX
Keine Fernmetastasen	o M0	o pM0
Fernmetastasen	o M1	o pM1

TNM T_____ N_____ M_____

pT_____ pN_____ pM_____

Zusätzliche Angabe zu T/pT:

  o multiple Tumoren (m)

Eine Stadiengruppierung wird derzeit nicht empfohlen.

C-Faktor

Die klinische TNM-Klassifikation ist je nach angewendeten Untersuchungsmethoden unterschiedlich verlässlich. Dies kann durch Angabe des C-(Certainty-)Faktors dokumentiert werden. Die pTNM-Klassifikation entspricht stets C4.

Primärtumor

- *C1: Ophthalmoskopie, Diaphanoskopie,*
- *C2: Ultrasonographie, Fluoreszenzangiographie, Computerstereometrie, MRT,*
- *C3: Probefreilegung einschl. Biopsie;*

Regionäre Lymphknoten

- *C1: klinische Untersuchung,*
- *C2: Sonographie, CT, Biopsie, Zytologie,*
- *C3: chirurgische Exploration einschl. Zytologie und Biopsie;*

Fernmetastasen

- *C1: klinische Untersuchung, Standardröntgenaufnahmen,*
- *C2: Röntgen in speziellen Projektionen, konventionelle Schichtaufnahmen, CT (Gehirn!), Sonographie, MRT, nuklearmedizinische Untersuchungen (Knochen), Biopsie, Zytologie (Liquoruntersuchung),*
- *C3: chirurgische Exploration einschl. Biopsie und Zytologie.*

Weitere Stagingsysteme für Retinoblastome

Anhangsweise folgen noch 4 weitere, früher und z. T. auch noch heute verwendete Stagingsysteme für Retinoblastome.

Stagingsystem von Reese u. Ellsworth (1963)

In erster Linie gedacht zur Beurteilung quoad visum bei bulbuserhaltender Therapie, weniger für Schätzung der Überlebensprognose.

Gruppe I (sehr günstig)

- *IA: solitärer Tumor, weniger als 4 Papillendurchmesser groß, hinter Äquator,*
- *IB: multiple Tumoren, 4–10 Papillendurchmesser groß, alle am oder hinter Äquator;*

Gruppe II (günstig)

- *IIA: solitärer Tumor, 4–10 Papillendurchmesser groß, an oder hinter Äquator,*
- *IIB: multiple Tumoren, 4–10 Papillendurchmesser groß, hinter Äquator;*

Gruppe III (fraglich)

- *IIIA: multiple Tumoren, 4–10 Papillendurchmesser groß, wenigstens eine Läsion vor Äquator,*
- *IIIB: solitärer Tumor größer als 10 Papillendurchmesser, hinter Äquator;*

Gruppe IV (ungünstig)

- *IVA: multiple Tumoren, wenigstens einer größer als 10 Papillendurchmesser,*
- *IVB: irgendeine Läsion, die sich nach vorne bis zur Ora serrata ausbreitet;*

Gruppe V (sehr ungünstig)

- *VA: massive Tumoren, die mehr als die Hälfte der Netzhaut befallen,*
- *VB: Tumorabsiedelungen im Glaskörper.*

Anmerkung: Ein Papillendurchmesser entspricht etwa 1,5 mm.

Essener Modifikation der Reese-Ellsworth-Klassifikation

Zur Beurteilung quoad visum bei bulbuserhaltender Therapie (Havers 1995).

Gruppe I (sehr günstig)

- *Tumor(en) bis 4 Papillendurchmesser (kleinere Tumoren) außer Tumor in Makulanähe oder an Papille angrenzend;*

Gruppe II (günstig)

- *Tumor(en) von 5–10 Papillendurchmessern (kleinere Tumoren), sofern nicht aus anderen Gründen in die Gruppen III–V einzuordnen oder Tumor bis 4 Papillendurchmesser im Makulabereich;*

Gruppe III (zweifelhaft) – nachstehende Tumoren, soweit nicht aus anderen Gründen in Gruppe IV oder V gehörig

- *Tumoren an Papille angrenzend (auch wenn klein),*
- *Tumoren mit Netzhautabhebung,*
- *kleinere Tumoren mit lokalisierter Glaskörperaussaat,*
- *kleiner Tumor, der wegen seiner Höhe nicht von der Ora serrata abgrenzbar ist;*

Gruppe IV (ungünstig)

- *aggressives Tumorwachstum mit oder ohne lokalisierte Glaskörperaussaat oder Netzhautabhebung,*
- *große Tumoren, an Papilla angrenzend oder überlappend,*
- *große Tumoren, nicht abgrenzbar von Ora serrata;*

Gruppe V (sehr ungünstig, aber nicht hoffnungslos)

- *massives Tumorwachstum bis zur Größe der halben Netzhaut, mit oder ohne Glaskörperaussaat,*
- *totale Ablatio.*

Stagingklassifikation des St. Jude Children's Research Hospital (SJCRH)

Vor allem zur Schätzung der Überlebensprognose (Kingston u. Hungerford 1995).

Stadium I: Tumor (uni- oder multifokal) begrenzt auf Retina

- *A: Befall eines Quadranten oder weniger,*
- *B: Befall von mehr als einem Quadranten, aber max. von 2 Quadranten,*
- *C: Befall von mehr als 50% der Retina;*

Stadium II: Tumor (uni- oder multifokal) begrenzt auf Bulbus

- *A: mit Absiedelung im Glaskörper,*
- *B: Ausbreitung im Anfangsteil des N. opticus;*
- *C: Ausbreitung in Choroidea*
- *D: Ausbreitung in Choroidea und Anfangsteil des N. opticus,*
- *E: Ausbreitung in Emissarien;*

Stadium III: Extrasklerale Ausbreitung (regionale Ausbreitung)

- A: Ausbreitung jenseits der Resektionslinie des N. opticus (einschl. subarachnoideale Ausbreitung),
- B: Ausbreitung durch die Sklera in die Orbita,
- C: Ausbreitung in Choroidea und jenseits der Resektionslinie des N. opticus (einschl. subarachnoideale Ausbreitung),
- D: Ausbreitung durch die Sklera in die Orbita und jenseits der Resektionslinie des N. opticus (einschl. subarachnoideale Ausbreitung);

Stadium IV: Fernmetastasen

- A: Ausbreitung durch den N. opticus in das Gehirn,
- B: hämatogene Metastasen in Weichteilen und Knochen,
- C: Knochenmarkmetastasen.

Pathologische Stadiengruppierung nach Grabowski u. Abramson

Vor allem für Indikation zu Chemotherapie (Grabowski u. Abramson 1990).

Stadium I: Intraokuläre Erkrankung

- a: Retinaltumor, solitär oder multipel,
- b: Ausbreitung bis zur Lamina cribrosa,
- c: Ausbreitung in Uvea;

Stadium II: Orbitale Erkrankung

- a: Befall der Orbita,
- a1: verstreute episklerale Tumorzellen,
- a2: makroskopischer Tumor in Orbita,
- b: Befall des N. opticus,
- b1: an oder jenseits Lamina cribrosa, aber nicht an chirurgischer Resektionsfläche,
- b2: Tumor an chirurgischer Resektionsfläche oder in weichen Hirnhäuten;

Stadium III: Intrakraniale Metastasen

- a: positiver Tumorzellbefund im Liquor,
- b: metastatischer Tumor im ZNS;

Stadium IV: Hämatogene Metastasen
- *a: lediglich Tumorzellbefund im Knochenmark,*
- *b: Metastasen in Gesichtsknochen,*
- *c: Befall anderer Organe.*

4 Residualtumor-(R-)Klassifikation
(Hermanek u. Wittekind 1994; UICC 1997, 2001)

- Jede pathologische Untersuchung exzidierter Tumoren hat Aussagen zur Beschaffenheit der Resektionsränder zu liefern. Zur Identifikation der tatsächlichen Resektionsränder in den histologischen Schnitten empfiehlt sich deren Markierung durch Tipp-Ex oder Tusche. R1 wird diagnostiziert, wenn sich Tumorgewebe direkt am Resektionsrand befindet.
- Nach den Regeln der UICC wird R1 nur diagnostiziert, wenn histologisch Tumor direkt an der Resektionslinie gefunden wird (Schnitt durch Tumorgewebe) (UICC 2001). Es empfiehlt sich aber bei R0-Fällen, bei denen der Tumor nur 1 mm oder weniger von der Resektionslinie entfernt ist, diesen Befund zu dokumentieren (Tumor „nahe an Resektionsrand").
- Als invasiver Tumor an den Resektionslinien werden sowohl kontinuierliche Primärtumorausläufer als auch diskontinuierliche Tumorherde (sog. Satelliten) und etwaige durchtrennte Lymphknotenmetastasen berücksichtigt. Tumorzellen in Lymph- und Blutgefäßen am Resektionsrand werden nur dann als R1 klassifiziert, wenn sie Kontakt mit dem Endothel oder Invasion der Gefäßwand zeigen. Andernfalls werden sie als in Lymphe oder Blut frei zirkulierende Tumorzellen in der R-Klassifikation nicht erfasst (Wittekind et al. 2001).
- Werden für die R-Klassifikation spezielle Methoden verwendet, z. B. zusätzliche Imprintzytologie der Resektionsränder, soll dies gesondert dokumentiert werden.
- Der Nachweis isolierter (disseminierter) Tumorzellen in regionären Lymphknoten, Knochenmarkbiopsien, anderen Fernorganen oder Blut beeinflusst die R-Klassifikation nicht. Entsprechende morphologische (z. B. zytologische oder immunhistochemische) Befunde werden durch den Zusatz „(i-)" oder „(i+)", molekularpathologische Befunde durch den Zusatz von „(mol-)" oder „(mol+)" dokumentiert, z. B. R0(i+) oder R0(mol-) (Hermanek et al. 1999; UICC 2001).

5 Klinische Anwendung: Algorithmen zu Diagnostik und Therapie

5.1 Maligne Melanome der Uvea

Diagnose (Lommatzsch 1999; Naumann 1997; Rohrbach u. Lieb 1998)

Diagnostik des iridalen Melanoms

Notwendige Untersuchungen:

- Anamnese und allgemeine Untersuchung,
- Spaltlampenuntersuchung einschließlich Gonioskopie,
- Fotodokumentation zur Verlaufskontrolle (Größenwachstum!).

Im Einzelfall nützliche Untersuchungen:

- Ultraschallbiomikroskopie,
- Fluoreszenzangiographie,
- Feinnadelaspirationsbiopsie (Augsburger u. Shields 1984),
- Positronen-Emissions-Tomographie (Spraul et al. 2001).

Diagnostik des Ziliarkörpermelanoms

Notwendige Untersuchungen:

- Anamnese und allgemeine Untersuchung,
- Spaltlampenuntersuchung einschließlich Gonioskopie,
- Fundusuntersuchung,
- Ultraschallbiomikroskopie,
- Diaphanoskopie.

Im Einzelfall nützliche Untersuchungen:
- Feinnadelaspirationsbiopsie (Augsburger u. Shields 1984),
- Kernspintomographie,
- Positronen-Emissions-Tomographie (Spraul et al. 2001).

Diagnostik des choroidalen Melanoms

Notwendige Untersuchungen:
- Anamnese und allgemeine Untersuchung,
- stereoskopische Fundusuntersuchung (Indirekte Ophthalmoskopie),
- Fotodokumentation zur Verlaufskontrolle (Größenwachstum!),
- Ultraschalluntersuchung (B-Bild, A-Bild einschließlich quantitative Ultraschalluntersuchung),
- Fluoreszenzangiographie.

Im Einzelfall nützliche Untersuchungen:
- Indozyaningrünangiographie,
- Feinnadelaspirationsbiopsie (Augsburger u. Shields 1984),
- Computertomographie,
- Kernspintomographie,
- Positronen-Emissions-Tomographie (Spraul et al. 2001).

Therapie (Lee 1999; Naumann 1997; Rohrbach u. Lieb 1998; Schuler u. Bornfeld 2000; Zhao et al. 1998)

Therapie des iridalen Melanoms

- Lokalisierte Irismelanome (T1a, T1b) ⇒ Iridektomie,
- lokalisierte Irismelanome mit Kammerwinkelbefall bis max. ein Quadrant (T2) ⇒ Iridozyklektomie (Blockexzision oder partielle lamelläre Sklerouvektomie),
- lokalisierte Irismelanome mit Kammerwinkelbefall von mehr als einem Quadranten (T2) ⇒ Enukleation. Die Iridozyklektomie (Blockexzision oder partielle lamelläre Sklerouvektomie [Shields u. Shields 1988]) kann bis maximal 5 Uhrzeiten (150°) durchgeführt werden,
- diffuse Irismelanome oder Irismelanome mit melanomalytischem Glaukom (T1c, T2, T2a, T3a) ⇒ Enukleation,

- Irismelanome mit Ausbreitung in Sklera (T3) oder extraokulärem Wachstum (T4) ⇒ Enukleation bzw. Exenteratio.

Therapie des Ziliarkörpermelanoms

- Umschriebene Melanome, welche den Ziliarkörper bzw. die Iris nicht mehr als 5 Uhrzeiten (150°) im Umfang befallen ⇒ Blockexzision in Hypotension oder partielle lamelläre Sklerouvektomie (Shields u. Shields 1988) (bei histologisch inkompletter Exzision zusätzlich Brachytherapie),
- Ziliarkörpermelanome mit einer maximalen Höhe von 6,5 mm ⇒ Brachytherapie mit speziell geformten ^{106}Ruthenium-/^{106}Rhodium-Applikatoren,
- Ziliarkörpermelanome mit einem maximalen Durchmesser von 24 mm und einer maximalen Höhe von 14 mm ⇒ Teletherapie mit Protonen,
- Ziliarkörpermelanome mit einem maximalen Durchmesser von >24 mm oder einer maximalen Höhe >14 mm ⇒ Enukleation (bei Erblindung des Auges sollte die Enukleation bereits bei weniger ausgeprägten Tumorstadien durchgeführt werden).

Therapie des choroidalen Melanoms

Hierzu s. Tabelle 5.1.

Bei allgemeiner Metastasierung besteht trotz palliativer Chemotherapie, Immuntherapie oder palliativer Strahlentherapie keine gesicherte Beeinflussung der metastatischen Kaskade.

Tabelle 5.1. Therapie des choroidalen Melanoms

	Basis (Durchmesser)	Höhe	Weitere Charakteristika	Therapie
Kleine Melanome T1	–	<2 mm	–	Photokoagulation oder transpupillare Thermotherapie (Gruterich et al. 1999)
	≥10 mm	<3 mm	–	Brachytherapie mit ^{106}Ruthenium/^{106}Rhodium, evtl. zusätzlich transpupillare Thermotherapie (Gruterich et al. 1999)

Tabelle 5.1. Fortsetzung

	Basis (Durchmesser)	Höhe	Weitere Charakteristika	Therapie
	<10 mm	<3 mm	In der Nähe der Papille oder der Makula	Transpupillare Thermotherapie oder Teletherapie (Protonen)
	<10 mm	<3 mm	Bei peripapillärem Wachstum	Enukleation (Wilson u. Frauenfelder 1978)
Mittelgroße Melanome T2	≤15 mm	3–8 mm	–	Brachytherapie mit ^{106}Ruthenium/^{106}Rhodium bis 6,5 mm Höhe. (Wenn die Höhe >6,5 mm mit ^{125}Iod oder ^{60}Kobalt). Evtl. kombiniert mit transpupillarer Thermotherapie (Gruterich et al. 1999). Alternativ bei umschriebener Lage – insbesondere nasal – Endoresektion (Shields u. Shields 1988) des Tumors
	≤15 mm	3–8 mm	In der Nähe der Papille oder der Makula	Teletherapie (Protonen)
	≤15 mm	3–8 mm	Bei peripapillärem Wachstum	Enukleation (Wilson u. Frauenfelder 1978)
Große Melanome T3	>15 mm	>8 mm	–	Brachytherapie mit ^{125}Iod oder ^{60}Kobalt oder Teletherapie mit Protonen. Alternativ bei umschriebener Lage – insbesondere nasal – Endoresektion (Shields u. Shields 1988) des Tumors
	>15 mm	>8 mm	Bei peripapillärem Wachstum oder bei fehlender Aussicht auf Erhalt einer brauchbaren Funktion	Enukleation (Wilson u. Frauenfelder 1978)

Tabelle 5.1. Fortsetzung

	Basis (Durchmesser)	Höhe	Weitere Charakteristika	Therapie
Tumoren mit extraokulärer Ausbreitung T4	–	–	Einbeziehung der anterioren Uvea	Brachytherapie wenn der Tumor als solcher für diese Therapieform geeignet ist (s. o.), sonst erweiterte Enukleation unter Einbeziehung der über dem Tumor liegenden Bindehaut und Tenon-Kapsel
	–	–	Einbeziehung der posterioren Uvea	Brachytherapie bis ca. 2 mm Höhe des extraokularen Anteils möglich, wenn der Tumor als solcher für diese Therapieform geeignet ist (s. o.), sonst Enukleation mit Nachbestrahlung oder Exenteratio orbitae
	–	–	Postoperativ erst durch die Histologie erkanntes extraokuläres Wachstum mit Resttumor in der Orbita	Exenteratio orbitae

5.2 Retinoblastom

Diagnose (Lommatzsch 1999; Naumann 1997; Rohrbach u. Lieb 1998)

Notwendige Untersuchungen:
- Anamnese und allgemeine Untersuchung,
- stereoskopische Fundusuntersuchung (indirekte Ophthalmoskopie) in Narkose,
- Ultraschalluntersuchung (B-Bild) (Stern et al. 1974),
- Computertomographie oder
- Kernspintomographie (Benhamou et al. 1989).

Im Einzelfall nützliche Untersuchungen:
- Liquor- und Knochenmarkpunktion,
- Familienuntersuchung zur Klärung der Genetik,

Feinnadelaspirationsbiopsie und diagnostische Vitrektomie sollten wenn irgendwie möglich wegen der Gefahr der Tumorausbreitung in die Orbita vermieden werden.

Therapie (Harnett et al. 1987; Lommatzsch 1999; Naumann 1997; Rohrbach u. Lieb 1998; Sauerwein et al. 1997)

Grundsätzlich muss bei der Therapie des Retinoblastoms der Erhalt des Lebens, d. h. die vollständige Zerstörung oder Entfernung des Tumors über den Erhalt des Sehvermögens gestellt werden (Abb. 5.1a,b). Bei jeder Enukleation beim Retinoblastom sollte nach der operativen Entfernung des Auges eine vitale Tumorprobe aus dem Auge gewonnen werden. Diese Probe muss unter Erhalt der Kühlkette gemeinsam mit Blutproben der gesamten Familie in ein spezialisiertes humangenetisches Zentrum weitergeleitet werden. Eine perkutane Strahlentherapie sollte beim unilateralen Retionoblastom aufgrund der möglichen Induktion von nichtokulären malignen Zweittumoren im Strahlenfeld (bis 35% bis zum 30. Lebensjahr) nicht durchgeführt werden.

1. Unilaterales Retinoblastom:

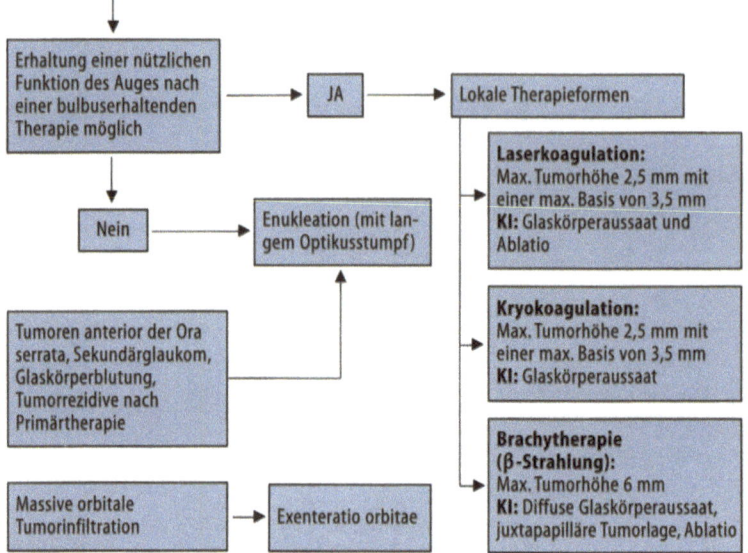

Abb. 5.1a. Therapie des Retinoblastoms. KI=Kontraindikation

2. Bilaterales Retinoblastom:

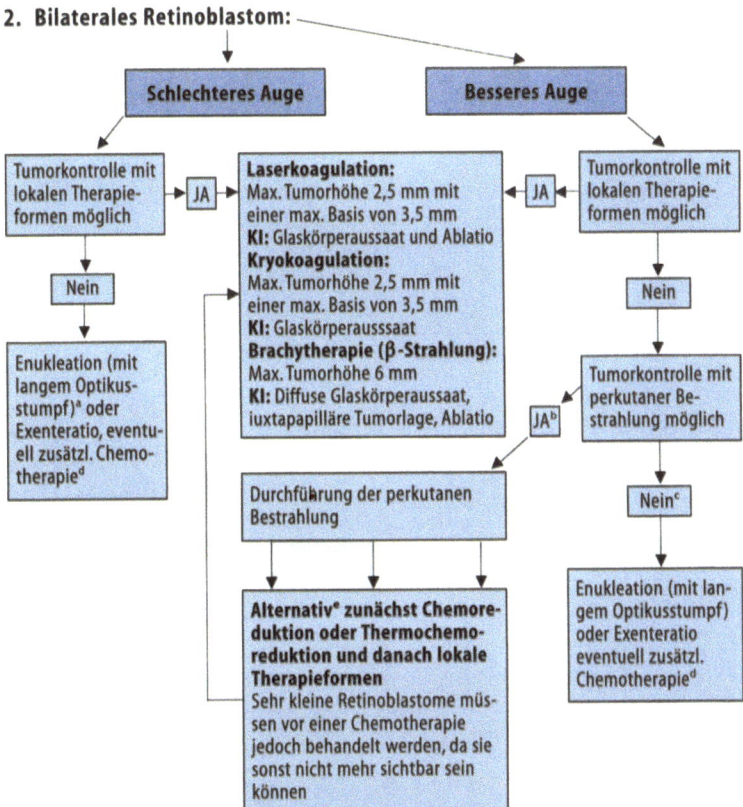

KI = Kontraindikation

[a] Wenn am besseren Auge eine Chemotherapie indiziert ist, kann unter Umständen mit der Enukleation am schlechteren Auge zunächst die Chemotherapie abgewartet werden, weil es manchmal zu einer massiven Tumorregression kommen kann, die dann wieder eine bulbuserhaltende Therapie am schlechteren Auge ermöglichen kann.

[b] Wenn keine Aussicht auf Erhalt eines Restsehvermögens besteht, sollte eine Enukleation durchgeführt werden.

[c] Tumoren anterior der Ora serrata, Sekundärglaukom, Glaskörperblutung, Infiltration des N. optikus, Tumorrezidive nach Primärtherapie

[d] Chemotherapie: Indikation: Stadium II (nach Grabowski u. Abramson 1990) (Orbitale Beteiligung sowie Beteiligung des N. opticus hinter der Lamina cribrosa) mit Cyclophosphamid, Doxorubicin, Vincristine und Methotrexat; Stadium III (Intrakranielle Metastasen) und Stadium IV (Hämatogene Metastasen) mit Cyclophosphamid, Doxorubicin, Vincristine, Cisplatin, Etoposid, Cytosin-Arabinosid und Methotrexat. Die Indikation zur Chemotherapie bei Aderhautbeteiligung ist zum jetzigen Zeitpunkt unklar.

[e] Bei Tumoren des Stadiums I bis VA nach Reese und Ellsworth (1963) und bei Glaskörperaussaat im Rahmen des Stadiums VB nach Reese und Ellsworth (1963) sehr umstritten.

Abb. 5.1b. Therapie des Retinoblastoms

6 Prognosefaktoren
(Mc Lean et al. 1994; Naumann 1997;
Rosai 1996; UICC 1995; Singh et al. 2001)

6.1 Maligne Melanome der Uvea

Wichtigste Prognosefaktoren sind Lokalisation, anatomische Ausbreitung und Melanomtyp. Irismelanome sind prognostisch am günstigsten (Mortalität nur 3–5%), Ziliarkörpermelanome ungünstiger als solche der Choroidea (Zehnjahresüberlebensraten ca. 50 vs. ca. 70%). Die Prognose ist am günstigsten beim Typ B und nimmt in der Reihenfolge gemischtes Epitheloid-Spindelzellmelanom und Epitheloidzellmelanom ab (Zehnjahresüberlebensraten ca. 80, ca. 60 und ca. 40%).

Als weitere Prognosefaktoren stehen in Diskussion:

- Tumorgröße: kleiner Tumor (≤10 mm)/mittlerer Tumor (10–15 mm)/ großer Tumor (>15 mm) (Zehnjahresüberlebensrate ca. 80 vs. ca. 60 vs. 20%),
- Mikrovaskularisationstyp (Naumann 1997): Es werden 9 lichtmikroskopische Typen unterschieden. Wesentlicher ungünstiger Faktor ist das Vorhandensein von Gefäßnetzwerken (wenn vorhanden, Zehnjahresüberlebensrate ca. 40 vs. ca. 80% bei Fehlen), weiter prognostisch ungünstig „parallele Gefäße mit Kreuzungen",
- Mitoseaktivität,
- lymphozytäre Infiltration im nichtnekrotischen Tumor (starke Infiltration, d. h. >20 Lymphozyten/20 Gesichtsfelder bei 400facher Vergrößerung ungünstig),
- morphometrische Bestimmung der Nukleolengröße und ihrer Variation (Mc Lean et al. 1997),
- makroskopischer Wachstumstyp (diffuse Formen ungünstiger),
- Pigmentation (stärkere Pigmentation möglicherweise ungünstiger),
- Nekrosen im Tumor (ausgiebige Nekrosen ungünstig).

Weitere Prognosestudien mit multivariaten Methoden sind zur definitiven Beurteilung dieser Faktoren erforderlich. Auch die Bedeutung verschiedener biologischer und molekularer Marker (Übersicht bei Singh et al. 2001) bedarf weiterer Untersuchungen. Bei allen Prognosestudien ist zu bedenken, dass wegen des relativ häufigen Vorkommens von Spätmetastasen für eine endgültige Beurteilung eine Verlaufskontrolle von mindestens 15 Jahren erforderlich ist.

6.2 Malignes Medulloepitheliom der Uvea

Bei diesem seltenen aggressiven Tumor sind Prognosefaktoren nicht näher untersucht.

6.3 Adenokarzinom der Uvea

Neben der anatomischen Ausbreitung ist lediglich das Grading als Prognosefaktor anzusehen.

6.4 Retinoblastom (Kingston u. Hungerford 1995; Khelfaoni et al. 1996; Singh et al. 1999; Singh et al. 2001)

Überlebensprognose

Die Prognose wird in erster Linie von der anatomischen Ausbreitung und davon beeinflusst, ob es sich um eine sporadische oder eine erbliche Form handelt.

In den ersten 5 Jahren nach Diagnose ist das Leben in erster Linie vom Risiko der Metastasierung (hämatogen bzw. Ausbreitung im ZNS) bedroht. Diese tritt lediglich bei lokal fortgeschrittenen Tumoren, meist in den ersten 2 Jahren, kaum je nach dem 5. Jahr auf, und wird heute in westlichen Ländern bei weniger als 10% der Patienten gesehen.

Für die Schätzung des Metastasenrisikos haben Messmer et al. (1991) Niedrig- und Hochrisikofaktoren definiert. Als Niedrigrisikofaktoren gelten pT3c, pT4a und verzögerte Enukleation, als Hochrisikofaktoren pT4b. Metastasen innerhalb von 5 Jahren wurden beobachtet:

- in 4% bei fehlenden Risikofaktoren oder nur einem Niedrigrisikofaktor,
- in 43% bei 2 oder 3 Niedrigrisikofaktoren,
- in 68% bei Hochrisikofaktor (Messmer et al. 1991).

Weiterhin ist beim differenzierten Retinoblastom mit einer günstigeren, beim diffusen Retinoblastom mit einer schlechteren Prognose zu rechnen. An sonstigen ungünstigen Faktoren, deren Unabhängigkeit aber nicht erwiesen ist, kommen hohe Mitoseaktivität und großes Tumorvolumen in Frage.

Für die Langzeitprognose ist wesentlich, dass bei hereditären Formen ein stark erhöhtes Risiko zur Entwicklung nichtokulärer maligner Zweittumoren (in erster Linie Osteosarkome, Rhabdomyosarkome, andere Weichteilsarkome, maligne Melanome) besteht. Nach 30 Jahren wurden bis zu 40% derartige Zweittumoren beobachtet. Das Risiko ist besonders nach Strahlentherapie, wahrscheinlich aber auch nach Chemotherapie erhöht (Naumann 1997).

Prognose quoad visum bei bulbuserhaltender Therapie

Diese ist in erster Linie abhängig von der im TNM-System erfassten anatomischen Ausbreitung, insbesondere auch von einer Glaskörperaussaat sowie dem Vorhandensein einer assoziierten Ablatio retinae.

6.5 Adenokarzinom der Retina

Wegen der Seltenheit dieser Tumoren sind spezielle Prognosefaktoren nicht bekannt.

7 Klinische Information für die histopathologische Begutachtung

Für die Information des Pathologen empfiehlt sich die Verwendung der in den Abb. 7.1–7.3 dargestellten Formblätter.

Intraokuläre Tumoren (Uvea, Retina)

Personaldaten			Einsender

Seitenlokalisation	○ Rechts	○ Links	
Lokalisation		Hauptbefall	Mitbefall
Iris		○	○
Ziliarkörper		○	○
Choroidea		○	○
Sklerabefall		○ Nein	○ Ja
Extraokulare Ausbreitung		○ Nein	○ Ja

Zusätzliche Angaben bei Tumoren der Iris
- Quadrantenbefall   ○ Ein Quadrant oder weniger
  ○ Mehr als ein Quadrant
- Melanomalytisches Glaukom   ○ Nein   ○ Ja

Zusätzliche Angaben bei Tumoren des Ziliarkörpers und der Choroidea
- Größte Tumorausdehnung (Tumorbasis)
  /_____/ Papillendurchmesser (DD) /_____/ mm
- Größte Höhe (Dicke)   Dioptrien   mm
   Ophthalmoskopie   /_____/   /_____/
   Ultrasonographie   /_____/   /_____/

Extraokuläre Ausbreitung	mikroskopisch	○ Nein ○ Ja
	makroskopisch	○ Nein ○ Ja

Angaben bei Inzisionsbiopsie
  Zahl der Biopsiepartikel   /_____/

Angaben bei Tumorresektion
  Entfernung en bloc   ○ Ja   ○ Nein / Wieviele Teile /_____/
  Klinische R-Klassifikation:
    Makroskopischer Residualtumor   ○ Nein   ○ Ja
    Wenn ja, Lokalisation des Residualtumor   ○ Lokoregionär
      ○ Fernmetastasen / Lokalisation _____
    Mikroskopische Bestätigung des Residualtumors   ○ Ja   ○ Nein

Bei Entfernung von regionären Lymphknoten:

Lokalisation	Nach klinischer Beurteilung	
	tumorfrei	tumorbefallen
_____	○	○
_____	○	○
_____	○	○

Abb. 7.1. Formblatt für klinische Informationen zur histopathologischen Untersuchung bei malignen Tumoren der Uvea

7 Klinische Information für die histopathologische Begutachtung

Personaldaten			Einsender	
Befallene Seite	○ Rechts	○ Links	○ Beidseits	
Intrakranielles sog. ektopisches Retinoblastom		○ Nein	○ Ja	
Retinoblastom in Familienanamnese			○ Nein	○ Ja
Multiple Tumoren			○ Nein	○ Ja
Rb1-Mutationsnachweis			○ Nein	○ Ja
Umschriebene Tumormasse	○ Nein (diffuser Retinabefall)		○ Ja	
Falls ja: Ausmaß des Retinabefalls in % / _____ /				
Makulabefall			○ Nein	○ Ja
Intraokuläre Ausbreitung			Nein	Ja
Glaskörper			○	○
Papille			○	○
Vordere Kammer			○	○
Uvea			○	○
Extraokuläre Ausbreitung				
Retrobulbärer N. opticus			○	○
Sonstige			○	○
Sekundäres Glaukom			○	○
Ablatio retinae			○	○
Klinische R-Klassifikation:				
Makroskopischer Residualtumor			○ Nein	○ Ja
Wenn ja, Lokalisation des Residualtumors			○ Lokoregionär	
○ Fernmetastasen/Lokalisation _____				
Mikroskopische Bestätigung des Residualtumors			○ Ja	○ Nein

Bei Entfernung von regionären Lymphknoten:

Lokalisation	Nach klinischer Beurteilung	
	tumorfrei	tumorbefallen
_____	○	○
_____	○	○
_____	○	○

Abb. 7.2. Formblatt für klinische Informationen zur histopathologischen Untersuchung bei Retinoblastomen – zu verwenden bis 31.12.2002

Intraokuläre Tumoren (Uvea, Retina)

Personaldaten			Einsender	
Befallene Seite	o Rechts	o Links	o Beidseits	
Intrakranielles sog. ektopisches Retinoblastom			o Nein	o Ja
Retinoblastom in Familienanamnese			o Nein	o Ja
Multiple Tumoren			o Nein	o Ja
Rb1-Mutationsnachweis			o Nein	o Ja

	Nein	Minimal[a]	Massiv[a]
Ausbreitung Glaskörper	o	o	o
Ausbreitung Subretinalraum	o	o	o

Tumorhöhe /___/___/ mm
Entfernung z. N.opticus / Fovea /___/___/, /___/___/ mm
/___/___/ Papillendurchmesser

Netzhautablösung
   o Nicht signifikant (≤ 5 mm)   o Signifikant (>5 mm)
Tumorvolumen in Anteilen des Augenvolumens
   o ≤ 1/2   o >1/2–2/3   o >2/3 des Augenvolumens

	Nein	Ja
Tumorassoziiertes Glaukom	o	o
Ausbreitung in vorderes Segment	o	o
Ausbreitung in Ziliarkörper	o	o
Hyphaema (signifikant)	o	o
Massive Glaskörperblutung	o	o
Tumor in Kontakt mit Linse	o	o
Klinisch ähnlich orbitaler Zellulitis (massive Tumornekrose)	o	o
Infiltration von N.opticus/Optikushüllen	o	o
Extraokuläre Ausbreitung	o	o

Klinische R-Klassifikation:
Makroskopischer Residualtumor	o Nein	o Ja
Wenn ja, Lokalisation des Residualtumors	o Lokoregionär	
o Fernmetastasen / Lokalisation _____		
Mikroskopische Bestätigung des Residualtumors	o Ja	o Nein

Bei Entfernung von regionären Lymphknoten:

Lokalisation   Nach klinischer Beurteilung
                              tumorfrei   tumorbefallen

_____   o   o
_____   o   o
_____   o   o

[a] Definition entsprechend T-Klassifikation

Abb. 7.3. Formblatt für klinische Informationen zur histopathologischen Untersuchung bei Retinoblastomen – zu verwenden ab 01.01.2003

8 Dokumentation

8.1 Minimaldokumentation

Entsprechend der Tumorbasisdokumentation (Dudeck et al. 1999) sind zur Tumorklassifikation zu dokumentieren:

1. Lokalisation des Primärtumors einschl. Seitenlokalisation.
2. Histologischer Tumortyp einschl. Angaben über etwaige Bestätigung der Tumorhistologie durch andere Institution(en).
3. Histopathologisches Grading.
4. Anatomische Ausbreitung vor Therapie
   - klinischer TNM-Befund und klinisches Stadium,
   - pathologischer TNM-Befund (pTNM),
   - definitives M (Gesamt-M) (bei Unterschieden zwischen der klinisch festgehaltenen M-Kategorie und der pathologischen pM-Kategorie ist jeweils im Einzelfall unter Berücksichtigung der klinischen Gesamtsituation festzuhalten, welche Kategorie für die Gesamtbeurteilung gilt und bei der definitiven Stadiengruppierung maßgeblich ist),
   - definitives Stadium.
5. Weitere Angaben zu regionären Lymphknoten
   - Zahl untersuchter regionärer Lymphknoten,
   - Zahl befallener regionärer Lymphknoten,
   - (fakultativ) Lokalisation regionärer Lymphknotenmetastasen.
6. Weitere Angaben zu Fernmetastasen
   - Lokalisation.
7. Anatomische Ausbreitung nach Therapie
   - Residualtumor-(R-)Klassifikation,
   - Lokalisation des Residualtumors.

Ein Formblatt für die Zusammenfassung der histopathologischen Begutachtung nach operativer Entfernung maligner intraokulärer Tumoren zeigt Abb. 8.1.

Personaldaten **Einsender**

Untersuchungsmaterial
    o L=Lokale Exzision   o E=Enukleation   o V=Eviszeration
    Länge des mitresezierten N. opticus /__/__/ mm

1. Lokalisation des Primärtumors   C ☐☐ , ☐☐
    o Iris (C69.42)   o Ziliarkörper (69.43)
    o Choroidea (69.3)   o Retina (69.2)
    Seitenlokalisation   o R=Rechts   o L=Links   o B=Bilateral

2. Histologischer Tumortyp
Spindelzellmelanom Typ B (8774/3)
Epitheloidzellmelanom (8771/3)
Gemischtes Epitheloid- und Spindelzellmelanom (8770/3)
Nekrotisches Melanom (8720/3)
Mal. Medulloepitheliom, nichtteratoid (9501/3)
Mal. Medulloepitheliom, teratoid (9502/3)
Adenokarzinom (8140/3)
Differenziertes Retinoblastom (9511/3)
Undifferenziertes Retinoblastom (9512/3)
Diffuses Retinoblastom (9513/3)
Spontan regressiertes Retinoblastom (9514/3)
Sonstiger maligner Tumor _____

3. Histopathologisches Grading
    o G1   o G2   o G3   o G4   o GX
    o L= Low grade   o H=High grade   o G0 (Grading nicht vorgesehen)

4. pTNM-Klassifikation
(y) _____ pT _____ (m) _____
                                           y   pT   m

pN _____ pM _____
                                  pN   pM
Zusätzliche Angaben bei Uveamelanomen bis 31.12.2002
    V-Klassifikation   o VX   o V0   o V1   o V2
    S-Klassifikation   o SX   o S0   o S1   o S2
Zusätzliche Angaben bei Retinoblastomen bis 31.12.2002
    Makulabefall   o N=Nein   o J=Ja   o X= F.A.
    Familiäres Auftreten (f)
                           o N= Nein   o J=Ja   o X= F.A.

Abb. 8.1. Zusammenfassung der histopathologischen Begutachtung bei operativer Entfernung maligner intraokulärer Tumoren

Diffuser Netzhautbefall ohne Bildung einer umschriebenen Tumormasse
○ N= Nein   ○ J= Ja   ○ X= F.A.

Stadium 10=St.I, 11=St.IA, 12=St.IB, 20=St.II, 21=St.IIA
22=St.IIB, 23=St.IIC, 30=St.III, 31=St.IIIA,
32=St.IIIB, 40=St.IV, 41=St.IVA, 42=St.IVB, XX=F.A.

Zahl untersuchter Lymphknoten

Zahl befallener Lymphknoten
Lokalisation regionärer Lymphknoten   N=Nein   J=Ja

Präaurikulär	○	○
Submandiulär	○	○
Zervikal	○	○

Lokalisation mikroskopisch bestätigter Fernmetastasen
(Klartext) _____

5. Fakultative zusätzliche Angaben zu pTNM

zu pN0 und pM0

○ 1=i− ○ 2=i+ ○ 3=mol− ○ 4=mol+ ○ E=Entfällt
(ungleich pN0 bzw. pM0) ○ X=Nicht untersucht

pN0   i   mol
pM0

zu pN1 und pM1

○ 1=mi ○ E=Entfällt (ungleich pN1 bzw. pM1) ○ X=F.A.

pN1
pM1

6. Daten zur R-Klassifikation

A) Befunde an Resektionslinien
○ F=Tumorfrei ○ T=Tumor ○ X=Nicht untersucht

B) Falls verbindliche Angaben über die klinische R-Klassifikation
vorliegen: Definitive R-Klassifikation   R

○ Kein Residualtumor (R0)
○ Nur mikroskopischer Residualtumor (R1)
○ Makroskopischer Residualtumor, mikrosk. nicht bestätigt (R2a)
○ Makroskopischer Residualtumor, mikrosk. bestätigt (R2b)

Falls Residualtumor, Lokalisation   N=Nein   J=Ja

Lokoregionär	○	○
Fernmetastasen	○	○

7. Mikroskopisch gemessene minimale Entfernung des Tumors zu den Resektionslinien in mm (XX= F.A.) /__/__/

8. Tumorentfernung en bloc   ○ J=Ja   ○ N=Nein

9. Örtliche Tumorzelldissemination: Schnitt durch Tumorgewebe
○ N=Nein   ○ J=Ja

10. Zusätzliche Angaben bei Retinoblastom   N=Nein   J=Ja   X=F.A.

Assoziiertes sog. ektopisches Retinoblastom (sog. trilaterales Retinoblastom)	○	○	○
Rb1-Mutationsnachweis	○	○	○
Ablatio retinae	○	○	○

Abb. 8.1. (Fortsetzung)

8.2 Erweiterte Tumordokumentation

Die in der Organspezifischen Tumordokumentation (Wagner u. Hermanek 1995) zusätzlich zur Minimaldokumentation abgefragten Items sowie einige weitere, sich aus neueren Untersuchungen ergebende Merkmale von wahrscheinlich prognostischem Einfluss sind nachstehend aufgelistet, soweit sie die Tumorklassifikation betreffen:

Uveamelanom

- *größter Tumordurchmesser (in mm),*
- *prozentualer Anteil der verschiedenen Zelltypen,*
- *Mikrovaskularisationstyp (insbesondere Gefäßnetzwerke und parallele Gefäße mit Kreuzungen) (Naumann 1997),*
- *morphometrische Analyse der Nukleolengröße: Mittelwert der 10 größten Nukleolen (MTLN, mean of the ten largest nucleoli) (Mc Lean et al. 1997),*
- *Unterschiede in Kerngröße (gering, stark),*
- *Mitosegehalt: Zahl der Mitosen in 40 HPF (Gesichtsfelder bei starker, d. h. 400facher Vergrößerung),*
- *Lymphozyteninfiltration im nichtnekrotischen Tumor (Zahl/20 HPF),*
- *Wachstumstyp (zirkumskript oder diffus; bei zirkumskripten Tumoren der Choroidea: diskoid, kegelförmig, pilzartig),*
- *Melaningehalt (keiner, gering, mäßiggradig, stark),*
- *Tumorrand (expansiv, infiltrierend),*
- *Tumornekrosen (keine, fokal, ausgedehnt, total),*
- *sonstige regressive Veränderungen (ballonförmige Tumorzellen, Melanophagen, Blutungen),*
- *detaillierte Angaben zur anatomischen Ausbreitung: Befall von Iris, Ziliarkörper, Choroidea, vorderem Kammerwinkel, vorderer Augenkammer, Sklera, Retina, N. opticus; extraokuläre Ausbreitung (histologisch gemessen in mm); bei regionären Lymphknotenmetastasen: extrakapsuläre Ausbreitung?,*
- *prädisponierende Faktoren: Nävus, kongenitale Melanose, Ota-Nävus, Neurofibromatose;*

Retinoblastom

- *Mitosegehalt: gering, mäßiggradig, reichlich bzw. Zahl/Gesichtsfeld,*
- *Ausmaß der Choroideainfiltration: minimal, innere Hälfte, äußere Hälfte,*
- *makroskopischer Typ: endophytisch (Vorwölbung in Glaskörper), exophytisch (Vorwölbung gegen Uvea), endo- und exophytisch,*

- *Rosetten vom Flexner-Wintersteiner-Typ: nein, spärlich, mäßiggradig, reichlich,*
- *„Fleuretten" (blumenstraußartige Zellanordnung): nein, spärlich, mäßiggradig, reichlich,*
- *Nekrosen: nein, fokal, ausgedehnt,*
- *Verkalkung (DNS-Kalzium-Komplexe) in vitalem Tumor, in Nekrosen, im Gefäßbereich (jeweils nein, fokal, ausgedehnt),*
- *bei regionären Lymphknotenmetastasen: perinoduläres Wachstum?*

II Maligne Tumoren des Auges

B Maligne Tumoren der Augenlider und der Konjunktiva (einschließlich Karunkel)

1 Zur Anatomie

Als Tumoren der Augenlider gelten jene, die von der vorderen, von Epidermis überkleideten Fläche der Augenlider und vom Lidrand ausgehen. Tumoren der hinteren Fläche der Augenlider werden als solche der Konjunktiva klassifiziert, zu diesen werden auch Tumoren der Karunkel gerechnet.

1.1 Lokalisation des Primärtumors

Die Kodierung der Lokalisation erfolgt nach dem Tumorlokalisationsschlüssel (Wagner 1993), der die ICD-O-3-Kodierung (Fritz et al. 2000) fallweise durch eine 5. Stelle erweitert.

Die in Frage kommenden Lokalisationscodes sind:

Augenlid: C44.1

- *Oberlid: C44.11,*
- *Unterlid: C44.12,*
- *innerer Augenwinkel: C44.13,*
- *äußerer Augenwinkel: C44.14,*
- *Meibom-Drüse (1): C44.15;*

Konjunktiva (einschl. Karunkel) (2): C69.0

- *Lidkonjunktiva (3): C69.01,*
- *Fornix der Konjunktiva: C69.02,*
- *Conjunctiva bulbi: C69.03,*
- *Tumoren, die mehr als einen Unterbezirk der Konjunktiva befallen: C69.08.*

Anmerkungen:

(1) In den Augenlidern kommen nachstehende Drüsen vor, wobei nur den Gl. tarsales (Meibom-Drüsen) eine spezielle Codenummer zugeteilt ist:
   - Gl. tarsales (Meibom-Drüsen): längsgestreckte holokrine Drüsen in der oberen und unteren Lidplatte mit Mündungen nahe der hinteren Kante des Lidrandes,
   - Gl. ciliares (Moll-Drüsen): apokrine Drüsen am Lidrand,
   - Gl. sebaceae (Zeis-Drüsen): kleine Talgdrüsen mit Mündungen an den Haarbälgen der Wimpern.
(2) Die Karunkel (Caruncula lacrimalis) ist ein Schleimhauthöcker am inneren Augenwinkel, der histologisch neben den Elementen der Konjunktiva auch solche der Augenlidhaut und akzessorisches Tränendrüsengewebe enthält. Für die Karunkel ist keine gesonderte Topographie-Codenummer vorgesehen; sie ist der Lidkonjunktiva zuzuordnen.
(3) Die Lidkonjunktiva beginnt am inneren Limbus palpebralis, d. h. an der inneren Kante des Lidrandes.

1.2 Regionäre Lymphknoten

Die regionären Lymphknoten sind die präaurikulären (Wangen-, Parotis-), submandibulären und Halslymphknoten bis einschl. supraklavikuläre Lymphknoten (UICC 1997, 1998, 1999, 2001).

Der Lymphabfluss aus den medialen Teilen von Lid und Konjunktiva erfolgt vornehmlich zu den submandibulären, der aus den lateralen Teilen zu den präaurikulären Lymphknoten. Bei Befall des Oberlides sind eher die präaurikulären, bei Unterlidtumoren eher die submandibulären Lymphknoten befallen.

2 Histomorphologie (Typing und Grading)

2.1 Systematik des Typings

Maßgeblich ist die 2. Auflage der WHO-Klassifikation der Tumoren des Auges und seiner Anhänge (Campbell 1998), weiter der entsprechende Band des AFIP-Atlas (Mc Lean et al. 1994) (Tabellen 2.1 und 2.2).

Tabelle 2.1. Maligne Tumoren des Augenlider

Histologischer Typ	ICD-O-Codenummer
1) Maligne epitheliale Tumoren	
Plattenepithelkarzinom in situ (1)	8070/2
Plattenepithelkarzinom, invasiv	8070/3
Basalzellkarzinom	8090/3
Talgdrüsenkarzinom	8410/3
Karzinom der Haarfollikel (2)	
Tricholemmkarzinom	8102/3 (3)
Malignes Pilomatrixom	8110/3
Schweißdrüsen-Adenokarzinom	8400/3
Merkelzell-Karzinom	8247/3
Malignes Melanom in Nävuszellnävus	8740/3
Malignes Melanom in primärer erworbener Melanose (mit Atypie)	8741/3
Malignes Melanom de novo	8721/3
Unklassifiziertes malignes Melanom (4)	8720/3
2) Maligne Bindegewebetumoren	
Fibrosarkom	8810/3
Kongenitales (infantiles) Fibrosarkom	8814/3
3) Maligne fibrohistiozytäre Tumoren	
Malignes fibröses Histiozytom (malignes Xanthofibrom)	8830/3
4) Maligne lipomatöse Tumoren	
Liposarkom o. n. A.	8850/3

Tabelle 2.1. (Fortsetzung)

Histologischer Typ	ICD-O-Code-nummer
5) Maligne Tumoren der glatten Muskulatur	
Leiomyosarkom	8890/3
6) Maligne Tumoren der Skelettmuskulatur	
Embryonales Rhabdomyosarkom	8910/3
Spindelzelliges Rhabdomyosarkom	8912/3 (5)
Alveoläres Rhabdomyosarkom	8920/3
Pleomorphes Rhabdomyosarkom	8901/3
7) Maligne endotheliale Tumoren	
Angiosarkom	9120/3
Lymphangiosarkom	9170/3
Kaposi-Sarkom	9140/3
8) Maligne perivaskuläre Tumoren	
Malignes Hämangioperizytom	9150/3
Maligner Glomustumor	8711/3
9) Maligne neurale Tumoren	
Maligner peripherer Nervenscheidentumor (MPNST)	9540/3
10) Maligne Knochen- und Knorpeltumoren	
Chondrosarkom der Weichteile	9220/3
Mesenchymales Chondrosarkom der Weichteile	9240/3
Osteosarkom der Weichteile	9180/3

Tabelle 2.2. Maligne Tumoren der Konjunktiva (einschl. Karunkel)

Histologischer Typ	ICD-O-Code-nummer
1) Maligne epitheliale Tumoren	
Plattenepithelkarzinom in situ	8070/2
Plattenepithelkarzinom (invasiv)	8070/3
Spindelzellkarzinom	8074/3
Mukoepidermoidkarzinom	8430/3
Malignes Melanom in Junktionsnävus	8740/3
Malignes Melanom in primärer erworbener Melanose (mit Atypie)	8741/3
Malignes Melanom de novo	8721/3
Unklassifiziertes malignes Melanom (4)	8720/3
2) Maligne lymphozyäre Infiltrate und Lymphome (6)	
3) Maligne Weichteiltumoren	
Kaposi-Sarkom	9140/3
Rhabdomyosarkom	8900/3 (7)
Malignes Hämangioendotheliom	9130/3
Andere	–

Anmerkungen zu den Tabellen 2.1 und 2.2

(1) In der WHO-Klassifikation wird beim Plattenepithelkarzinom keine Trennung zwischen In-situ- und invasiven Karzinomen angegeben; diese ist aber wegen unterschiedlicher Kodierung erforderlich.
(2) In der WHO-Klassifikation wird von „Karzinom der Haarfollikel" gesprochen. Einem solchen entsprechen nach der WHO-Klassifikation der Hauttumoren (Heenan et al. 1996) 2 gesonderte Typen mit unterschiedlicher Kodierung.
(3) Diese Codenummer ist in der ICD-O-2 frei, wurde in der WHO-Klassifikation für Hauttumoren (Heenan et al. 1996) und im Tumorhistologieschlüssel (Grundmann et al. 1997) für diesen Tumor vergeben und ist in der ICD-O-3 (Fritz et al. 2000) hierfür vorgesehen.
(4) In der WHO-Klassifikation nicht angeführt, aber für Fälle erforderlich, in denen eine Einordnung in die angeführten Melanomtypen nicht möglich ist.
(5) Diese in der ICD-O-2 freie Codenummer wurde im Tumorhistologieschlüssel für diesen Tumortyp vergeben und ist hierfür auch in der ICD-O-3 vorgesehen.
(6) In der WHO-Klassifikation wird zwischen malignen lymphozytären Infiltraten und malignen Lymphomen unterschieden, ohne die Kriterien hierfür anzugeben; die Lymphome sind unter den malignen Weichteilen erwähnt. Näheres siehe Band 5 (Lymphome und Leukämien) dieser Buchreihe.
(7) In der WHO-Klassifikation wird nur das Rhabdomyosarkom angeführt; nach Möglichkeit sollte aber eine nähere Unterteilung vorgenommen werden (s. Tabelle 2.1, 6).

2.2 Alphabetisches Verzeichnis der anerkannten malignen epithelialen Tumortypen mit Definitionen und Hinweisen zur Klinik

Hierzu s. Tabelle 2.3. Bezüglich der auch an den Augenlidern und in der Konjunktiva vorkommenden seltenen Weichteiltumoren und malignen Lymphome sei auf die WHO-Klassifikation der Weichteiltumoren (Weiss 1994) sowie Band 5 dieser Buchreihe (Lymphome und Leukämien) verwiesen.

Tabelle 2.3. Alphabetisches Verzeichnis der anerkannten malignen epithelialen Tumortypen mit Definitionen und Hinweisen zur Klinik

Vorzugsbezeichnung/ICD-O-Codenummer	Lokalisation (L=Lid, K=Konjunktiva)	Definition	Hinweise zur Klinik
Basalzellkarzinom/8090/3	L	Epitheliales Neoplasma von niedriger Malignität, bestehend aus Zellen, die jenen der basalen Epithellagen ähneln – Subklassifikation nach verschiedenen histologischen Varianten möglich, am Augenlid aber ohne klinische Relevanz	Häufigster maligner Tumor der Augenlider (ca. 80–95%), meist an Unterlid (ca. 45%) und innerem Augenwinkel (ca. 25%), Tumor des Augenlides mit bester Prognose, kaum je Metastasen
Carcinoma in situ/8070/2	L, K	Atypische dysplastische Zellen in ganzer Dicke des Epithels, Mitosen oft reichlich	In der Regel am Limbus beginnend, häufig Rezidive, Übergang in invasives Plattenepithelkarzinom selten
Malignes Melanom de novo/8721/3	L, K	Malignes Melanom ohne klinische Zeichen eines vorbestehenden Nävus oder einer atypischen primären erworbenen Melanose; keine seitliche intraepitheliale Komponente	Malignes Melanom mit der schlechtesten Prognose
Malignes Melanom in Junktions-/Nävuszellnävus/8740/3	L, K	Malignes Melanom mit klinischer Anamnese des Nävus, histologisch am Rand des invasiven Melanoms Reste eines Junktions-/Nävuszellnävus	Malignes Melanom mit Prognose zwischen jener des Melanoms de novo und des Melanoms in primärer erworbener Melanose
Malignes Melanom in primärer erworbener Melanose mit Atypie/8741/3	L, K	Malignes Melanom, entstanden in primärer erworbener Melanose mit Atypie	Malignes Melanom mit bester Prognose, jedoch höherer Rezidivneigung als bei Melanom in Junktionsnävus; häufigster Melanomtyp am Auge

Tabelle 2.3. (Fortsetzung)

Vorzugsbezeichnung/ ICD-O-Codenummer	Lokalisation (L=Lid, K=Konjunktiva)	Definition	Hinweise zur Klinik
Malignes Pilomatrixom/ 8110/3	L	Epithelialer maligner Tumor mit Differenzierung in Richtung Haarmatrix und Infundibulum; basaloide und Schattenzellen	Sehr seltener Tumor, im AFIP-Atlas (Mc Lean et al. 1994) nicht erwähnt
Merkelzell-Karzinom/ 8247/3	L	Malignes kleinzelliges mitosenreiches Neoplasma, ausgehend von Vorläuferzellen der Keratozyten und Merkel-Zellen	Vorwiegend am Oberlid älterer Frauen, hochmaligne, rasches Wachstum mit Neigung zu regionären Lymphknoten- und Fernmetastasen
Mukoepidermoidkarzinom/8430/3	K	Tumor bestehend aus epidermoiden, schleimproduzierenden sowie intermediären Zellen	Seltener meist nasal gelegener Tumor bei älteren Personen, hoch aggressiv
Plattenepithelkarzinom (invasiv)/ 8070/3	L, K	Maligner Tumor mit Zeichen der plattenepithelialen Differenzierung	Etwa 5% aller Karzinome des Lides, am häufigsten am Rand des Unterlides; intermediäre Prognose, manchmal Metastasen. Häufigster maligner Tumor der Konjunktiva, meist im Limbus, gewöhnlich langsames exophytisches Wachstum, geringe Metastasierungsneigung
Schweißdrüsen-Adenokarzinom/ 8400/3	L	Maligner Tumor mit Differenzierung in Richtung Schweißdrüsen (mit etwas unterschiedlicher Unterteilung in Subtypen)	Vorwiegend bei älteren Personen, häufig Rezidive, doch Fernmetastasierung sehr selten
Spindelzellkarzinom/ 8074/3	K	Variante des Plattenepithelkarzinoms mit hyperchromatischen Spindelzellen, die typischerweise in den oberflächlichen Epithellagen lokalisiert sind	Selten, wesentlich aggressiver als das typische Plattenepithelkarzinom

Tabelle 2.3. (Fortsetzung)

Vorzugsbezeichnung/ ICD-O-Codenummer	Lokalisation (L=Lid, K=Konjunktiva)	Definition	Hinweise zur Klinik
Talgdrüsenkarzinom/ 8410/3	L	Epithelialer maligner Tumor mit Differenzierung in Richtung Talgdrüsen	Meist ausgehend von Meibom-, seltener von Zeis-Drüsen, evtl. auch von Karunkel, am Oberlid häufiger als am Unterlid, zweithäufigster maligner Lidtumor (an anderen Hautabschnitten wesentlich seltener), häufig und früh Metastasierung, schlechtere Prognose als Basalzell- und Plattenepithelkarzinom
Tricholemmkarzinom/ 8102/3	L	Epithelialer maligner Tumor mit Differenzierung in Richtung Infundibulum und äußere Haarscheiden, große Zellen mit klarem oder blasseosinophilem Zytoplasma, abrupte Verhornung	Sehr selten, im AFIP-Tumor-Atlas (Mc Lean et al. 1994) nicht erwähnt
Unklassifiziertes malignes Melanom/ 8720/3	L, K	Malignes Melanom, bei dem eine Einordnung in die 3 Melanomtypen nicht möglich ist	-

2.3 Alphabetische Liste der Synonyme sowie veralteter und obsoleter Bezeichnungen, soweit sie maligne epitheliale Tumoren betreffen

Hierzu s. Tabelle 2.4. In eckige Klammern gesetzte Bezeichnungen sollen nicht verwendet werden.

Tabelle 2.4. Alphabetische Liste der Synonyme sowie veralteter und obsoleter Bezeichnungen, soweit sie maligne epitheliale Tumoren betreffen

Bezeichnung	Vorzugsbezeichnung	ICD-O-Code-nummer
[Basaliom][a]	Basalzellkarzinom	8090/3
Basalzellepitheliom	Basalzellkarzinom	8090/3
Epidermoidkarzinom	Plattenepithelkarzinom (invasiv)	8070/3
Intraepidermales Karzinom	Plattenepithelkarzinom in situ	8070/2
Intraepitheliales Karzinom	Plattenepithelkarzinom in situ	8070/2
Intraepitheliales Plattenepithelkarzinom	Plattenepithelkarzinom in situ	8070/2
Karzinom, intraepidermales	Plattenepithelkarzinom in situ	8070/2
Karzinom, intraepitheliales	Plattenepithelkarzinom in situ	8070/2
Karzinom, primäres kutanes neurokrines	Merkelzell-Karzinom	8247/3
Karzinom, spinozelluläres	Plattenepithelkarzinom	8070/3
Konjunktivale intraepitheliale Neoplasie (CIN)	Carcinoma in situ	8070/2
[Kleinzelliger neuroepithelialer Tumor][b]	Merkelzell-Karzinom	8247/3
Malignes Melanom in Compoundnävus	Malignes Melanom in Junktions-/Nävuszellnävus	8740/3
Malignes Melanom in präkanzeröser Melanose	Malignes Melanom in primärer erworbener Melanose (mit Atypie)	8741/3
Malignes Melanom in prämaligner Melanose	Malignes Melanom in primärer erworbener Melanose (mit Atypie)	8741/3
Malignes Melanom o. n. A.	Unklassifiziertes malignes Melanom	8720/3
Malignes Melanom, Ursprung unbekannt	Unklassifiziertes malignes Melanom	8720/3
Maligner Merkelzell-Tumor	Merkelzell-Karzinom	8247/3
Malignes Pilomatrixom	Pilomatrixkarzinom	8110/3
Melanom, malignes, in Compoundnävus	Malignes Melanom in Junktions-/Nävuszellnävus	8740/3
Melanom, malignes, in präkanzeröser Melanose	Malignes Melanom in primärer erworbener Melanose	8741/3
Melanom, malignes, in prämaligner Melanose	Malignes Melanom in primärer erworbener Melanose	8741/3
Melanom, malignes, o. n. A.	Unklassifiziertes malignes Melanom	8720/3

Tabelle 2.4. (Fortsetzung)

Bezeichnung	Vorzugsbezeichnung	ICD-O-Code-nummer
Melanom, malignes, Ursprung unbekannt	Unklassifiziertes malignes Melanom	8720/3
Melanom, noduläres	Malignes Melanom de novo	8721/3
[Melanom o. n. A.][b]	Unklassifiziertes malignes Melanom	8720/3
[Merkelzell-Tumor][b]	Merkelzell-Karzinom	8247/3
Merkelzell-Tumor, maligner	Merkelzell-Karzinom	8247/3
Neuroendokrines Karzinom, primäres kutanes	Merkelzell-Karzinom	8247/3
Noduläres Melanom	Malignes Melanom de novo	8721/3
Plattenepithelepitheliom	Plattenepithelkarzinom (invasiv)	8070/3
Plattenepithelkarzinom, intraepitheliales	Plattenepithelkarzinom in situ	8070/2
Plattenepithelkarzinom, spindelzelliges	Spindelzellkarzinom	8074/2
Primäres kutanes neuroendokrines Karzinom	Merkelzell-Karzinom	8247/3
Schweißdrüsenkarzinom	Schweißdrüsen-Adenokarzinom	8400/3
[Spinaliom]	Plattenepithelkarzinom (invasiv)	8070/3
Spindelzelliges Plattenepithelkarzinom	Spindelzellkarzinom	8074/3
Spinozelluläres Karzinom	Plattenepithelkarzinom (invasiv)	8070/3
Stachelzellkarzinom	Plattenepithelkarzinom (invasiv)	8070/3
Talgdrüsenadenokarzinom	Talgdrüsenkarzinom	8410/3
[Trabekuläres Karzinom][c]	Merkelzell-Karzinom	8247/3
Ulcus rodens	Basalzellkarzinom	8090/3

[a] Diese Bezeichnung ist nach der internationalen Nomenklatur nicht vorgesehen. Der im deutschen Sprachraum noch vielfach verwendeten Bezeichnung „Basaliom" entspricht nach internationaler Nomenklatur das Basalzellkarzinom (Grundmann et al. 1997).
[b] Diese Bezeichnung sollte vermieden werden, weil sie keine Aussage bzgl. des biologischen Verhaltens liefert.
[c] Veraltete deskriptive unklare Bezeichnung

2.4 Grading (Heenan et al. 1996; McLean et al. 1994; Wagner u. Hermanek 1995)

Grading in 4 Kategorien (G1: gut differenziert, G2: mäßiggradig differenziert, G3: schlecht differenziert, G4: undifferenziert) oder in 2 Kategorien (low grade, high grade) möglich

Zweistufiges Grading für klinische Zwecke ausreichend und besser reproduzierbar

Bei unterschiedlichen Differenzierungsgraden erfolgt die Einordnung nach dem ungünstigsten Differenzierungsgrad (unbeschadet der quantitativen Verhältnisse!)

Tumoren, bei denen kein Grading vorgesehen ist

- *Carcinoma in situ,*
- *Unklassifiziertes malignes Melanom;*

Tumoren, deren Differenzierungsgrad sich aus dem Tumortyp ergibt

- *Basalzellkarzinom: G1/Low grade,*
- *Karzinome der Haarfollikel (Tricholemmkarzinom, Pilomatrixkarzinom): Low grade,*
- *malignes Melanom in Junktions-/Nävuszellnävus: G1,*
- *malignes Melanom in primärer erworbener Melanose: G2,*
- *malignes Melanom de novo: G3,*
- *Merkelzell-Karzinom: G3/High grade,*
- *Talgdrüsenkarzinom: G3/High grade;*

Kriterien für Grading

- *Mukoepidermoidkarzinom (Seifert 1990). Low grade: mehr als 50% des Tumors besteht aus schleimproduzierenden und gut differenzierten epidermoiden Zellen, Mitosen fehlend oder nur gelegentlich, minimale Kernpolymorphie. High grade: wenn nicht alle Kriterien von Low grade zutreffen.*
- *Plattenepithelkarzinom. G1: sehr ähnlich normalem Plattenepithel, deutliche Schichtung, reichlich Verhornung, gut erkennbare Interzellularbrücken, wenig Mitosen. G2: weder Charakteristika von G1 noch von G3. Low grade: G1 oder G2. G3 und High grade: Schichtung und Verhornung fehlend oder nur minimal ausgeprägt, nur minimale und schwer erkennbare Interzellularbrücken, reichlich Mitosen.*
- *Schweißdrüsen-Adenokarzinom. Ausmaß der Vakuolisierung der Zellen.*

3 Anatomische Ausbreitung vor Therapie

Unterschiedliche TNM-Klassifikationen sind vorgesehen (UICC 1997, 1998, 1999, 2001; Wagner u. Hermanek 1995) für:

1. Karzinome der Augenlider,
2. maligne Melanome der Augenlider,
3. Karzinome der Konjunktiva,
4. maligne Melanome der Konjunktiva.

Die derzeitige UICC-Klassifikation (5. Aufl. 1997) gilt bis 31.12.2002, danach ist die 6. Auflage (UICC 2002) anzuwenden.

Bei den Tumortypen, für die eine TNM-Klassifikation nicht vorgesehen ist, wird die anatomische Ausbreitung in 4 Kategorien beschrieben:

- in situ (nichtinvasiv, intraepithelial),
- lokalisiert: begrenzt auf das Ursprungsorgan,
- regionär: Metastasierung in regionäre Lymphknoten und/oder direkte kontinuierliche Ausbreitung auf die Nachbarschaft,
- Fernmetastasen (einschl. Metastasen in nichtregionäre Lymphknoten.

3.1 TNM-Klassifikation für Karzinome der Augenlider

Die Klassifikation unterscheidet sich von jener für Hautkarzinome.
Sie ist in der 5. und 6. Auflage des TNM-Systems identisch.

T/pT-Klassifikation

(p)TX: Primärtumor kann nicht beurteilt werden
(p)T0: Kein Anhalt für Primärtumor
(p)Tis: Carcinoma in situ

(p)T1: Tumor jeder Größe, ohne Invasion des Tarsus – bei Lokalisation am Lidrand: größte Ausdehnung 5 mm oder weniger

(p)T2: Tumor infiltriert Tarsus – bei Lokalisation am Lidrand: größte Ausdehnung mehr als 5 mm, aber nicht mehr als 10 mm

(p)T3: Tumor infiltriert das Augenlid in voller Dicke – bei Lokalisation am Lidrand: größte Ausdehnung mehr als 10 mm

(p)T4: Tumor infiltriert Nachbarstrukturen

Erfordernisse für pT

pT1–3: Pathologische Untersuchung des Primärtumors mit histologisch tumorfreien Resektionsrändern.
pT4: Mikroskopische Bestätigung der Invasion von Nachbarstrukturen.

Erläuterungen

Invasion von Lymphgefäßen oder Venen wird in der T-Klassifikation nicht berücksichtigt.

Für die Einordnung in die T-Kategorie ist nur die Größe des invasiven Tumors maßgebend, eine begleitende In-situ-Komponente wird nicht einbezogen.

Im Falle multipler simultaner Primärtumoren sollen der Tumor mit der höchsten T-Kategorie klassifiziert und die Multiplizität oder die Anzahl der Tumoren in Klammern angegeben werden, z. B. T2(m) oder T2(3).

Nachbarstrukturen im Sinne von (p)T4 sind Bulbuskonjunktiva, Sklera/Augapfel, Weichteile der Orbita (einschl. perineuraler Invasion), Knochen/Periost der Orbita, Nasenhöhle, Nasennebenhöhlen und ZNS.

N/pN-Klassifikation

(p)NX: Regionäre Lymphknoten können nicht beurteilt werden

(p)N0: Keine regionären Lymphknotenmetastasen

(p)N1: Regionäre Lymphknotenmetastasen

Erfordernisse für pN

pN0: Histologische Untersuchung üblicherweise von 6 oder mehr regionären Lymphknoten. Wenn weniger als 6, aber mindestens ein regionärer Lymphknoten untersucht werden und diese(r) tumorfrei ist/sind, ist dem Befund pN0 in Klammern die Zahl befallener und untersuchter Lymphknoten zuzusetzen, um die Verlässlichkeit der Klassifikation anzuzeigen, z. B. pN0 (0/2).
pN1: Histologische Bestätigung von Metastase(n) in wenigstens einem regionären Lymphknoten.

Erläuterungen

- Wenn regionäre Lymphknoten zwar palpabel oder in bildgebenden Verfahren sichtbar sind, aber keinen klinischen Verdacht auf Metastasen erwecken, ist die klinische Kategorie N0 anzugeben. N1 ist nur dann zutreffend, wenn durch Härte der tastbaren Lymphknoten, deren Vergrößerung oder durch Veränderung in den bildgebenden Verfahren hinreichende klinische Evidenz für Metastasierung besteht. Die Bezeichnung „Adenopathie" ist nicht präzise genug, um Lymphknotenmetastasen anzunehmen.
- Nachweis ausschließlich von isolierten (disseminierten) Tumorzellen in den Sinus von regionären Lymphknoten (sog. Tumorzellemboli, sog. Mikroinvasion) durch morphologische Methoden (insbesondere Immunzytochemie) oder durch molekularpathologische Methoden beeinflusst die pN-Klassifikation nicht (Hermanek et al. 1999; UICC 2001). Die entsprechenden Befunde sollten wie folgt dokumentiert werden:
  - pN0(i–): Bei morphologischer Untersuchung isolierte Tumorzellen nicht nachweisbar.
  - pN0(i+): Bei morphologischer Untersuchung isolierte Tumorzellen nachweisbar.
  - pN0(mol–): Negativer Befund bei molekularpathologischer Untersuchung.
  - pN0(mol+): Positiver Befund bei molekularpathologischer Untersuchung.
- Ausschließliches Vorkommen von Mikrometastasen, d. h. Metastasen mit einer größten Ausdehnung von 2 mm oder weniger, wird durch den Zusatz von „(mi)" gekennzeichnet: pN1(mi).

- Als Sentinellymphknoten wird der erste Lymphknoten bezeichnet, in den die Lymphe aus dem Primärtumor abfließt (gelegentlich gibt es mehr als einen Sentinellymphknoten). Gelangt nur der (oder die) Sentinellymphknoten zur histologischen Untersuchung, sind die entsprechenden Befunde mit dem Zusatz „(sn)" zu kennzeichnen (Hermanek et al. 1999; UICC 2001):
  - pN0(sn): Keine Metastasen im (in den) Sentinellymphknoten,
  - pN1(sn): Metastasen im (in den) Sentinellymphknoten.

> **M/pM-Klassifikation**
>
> (p)MX: Fernmetastasen können nicht beurteilt werden
> (p)M0: Keine Fernmetastasen
> (p)M1: Fernmetastasen

Erfordernisse für pM

Mikroskopischer (histologischer oder zytologischer) Nachweis von Fernmetastasen.

Erläuterungen

- Nachweis isolierter (disseminierter, zirkulierender) Tumorzellen in Knochenmarkbiopsien beeinflusst die M/pM-Klassifikation nicht. Jedoch sollten die entsprechenden Befunde wie folgt dokumentiert werden (Hermanek et al. 1999; UICC 2001):
  - M0(i–): Bei morphologischer Untersuchung isolierte Tumorzellen nicht nachweisbar.
  - M0(i+): Bei morphologischer Untersuchung isolierte Tumorzellen nachweisbar.
  - M0(mol–): Negativer Befund bei molekularpathologischer Untersuchung.
  - M0(mol+): Positiver Befund bei molekularpathologischer Untersuchung.
- Erfolgen entsprechende Untersuchungen an anderen Fernorganen oder Blut, wird dies zusätzlich angegeben, z. B. M0(i+, Leber) oder M0(mol–, Blut).

Schema zur TNM/pTNM-Klassifikation

		T	pT
Primärtumor	Primärtumor kann nicht beurteilt werden	○ TX	○ pTX
	Kein Anhalt für Primärtumor	○ T0	○ pT0
	Carcinoma in situ	○ Tis	○ pTis
	Invasiver Tumor am Augenlid außer Lidrand		
	Keine Invasion der Tarsalplatte	○ T1	○ pT1
	Invasion der Tarsalplatte	○ T2	○ pT2
	Invasion des Lides in voller Dicke	○ T3	○ pT3
	Invasion von Nachbarstrukturen	○ T4	○ pT4
	Invasiver Tumor am Lidrand		
	≤5 mm	○ T1	○ pT1
	>5–10 mm	○ T2	○ pT2
	>10 mm	○ T3	○ pT3
	Invasion von Nachbarstrukturen	○ T4	○ pT4
Regionäre Lymphknoten	Regionäre Lymphknoten können nicht beurteilt werden	○ NX	○ pNX
	Keine regionären Lymphknotenmetastasen	○ N0	○ pN0
	Regionäre Lymphknotenmetastasen	○ N1	○ pN1
Fernmetastasen	Vorliegen von Fernmetastasen kann nicht beurteilt werden	○ MX	○ pMX
	Keine Fernmetastasen	○ M0	○ pM0
	Fernmetastasen	○ M1	○ pM1

```
TNM:   T_____   N_____   M_____
pTNM:  pT_____  pN_____  pM_____
```

Eine Stadiengruppierung wird derzeit nicht empfohlen!

C-Faktor

Die klinische TNM-Klassifikation ist je nach angewendeten Untersuchungsmethoden unterschiedlich verlässlich. Dies kann durch Angabe des C-(Certainty-)Faktors dokumentiert werden. Die pTNM-Klassifikation entspricht immer C4.

Primärtumor

- C1: Inspektion, Palpation,
- C2: Sonographie,
- C3: chirurgische Exploration einschl. Biopsie;

Regionäre Lymphknoten

- C1: klinische Untersuchung,
- C2: Sonographie, CT, MRT, Biopsie, Zytologie,
- C3: chirurgische Exploration einschl. Biopsie und Zytologie;

Fernmetastasen

- C1: klinische Untersuchung, Standardröntgenaufnahmen,
- C2: Röntgenaufnahmen in speziellen Projektionen, konventionelle Schichtaufnahmen, CT, Sonographie, MRT, nuklearmedizinische Untersuchungen, Biopsie, Zytologie,
- C3: chirurgische Exploration einschl. Biopsie und Zytologie.

3.2 TNM-Klassifikation für maligne Melanome der Augenlider, gültig bis 31.12.2002

Nachstehend wird die derzeit gültige TNM-Klassifikation von UICC und AJCC dargestellt.

---

pT-Klassifikation
(eine klinische T-Klassifikation ist nicht vorgesehen!)

pTX: Primärtumor kann nicht beurteilt werden

pT0: Kein Anhalt für Primärtumor

pTis: Melanoma in situ (Clark-Level I): primäre erworbene Melanose mit Atypie

pT1: Tumor nicht dicker als 0,75 mm und mit Infiltration des Stratum papillare (Clark-Level II)

pT2: Tumor hat eine Dicke von mehr als 0,75 mm, aber nicht mehr als 1,5 mm und/oder infiltriert bis zur Grenze zwischen Stratum papillare und Stratum reticulare (Clark-Level III)

pT3: Tumor hat eine Dicke von mehr als 1,5 mm, aber nicht mehr als 4,0 mm und/oder infiltriert das Stratum reticulare (Clark-Level IV)

- *pT3a: Tumordicke mehr als 1,5 mm, aber nicht mehr als 3,0 mm*
- *pT3b: Tumordicke mehr als 3,0 mm, aber nicht mehr als 4,0 mm*

pT4: Tumor hat eine Dicke von mehr als 4,0 mm und/oder infiltriert in die Subkutis (Clark-Level V) und/oder Satellit(en) innerhalb 2 cm vom Primärtumor

- *pT4a: Tumordicke mehr als 4,0 mm und/oder Infiltration der Subkutis (Clark-Level V)*
- *pT4b: Satellit(en) innerhalb 2 cm vom Primärtumor*

Erfordernisse für pT

pT1–3: Pathologische Untersuchung des Primärtumors ohne makroskopisch erkennbaren Tumor an den seitlichen Resektionslinien *und* mit histologisch tumorfreien tiefen (basalen) Resektionsrändern.

pT4: Pathologische Untersuchung des inkomplett entfernten Primärtumors, sofern mehr als 4 mm in Dicke und/oder Invasion der Subkutis (pT4a) oder mikroskopische Bestätigung eines Satelliten innerhalb 2 cm vom Primärtumor (pT4b).

Erläuterungen

- Die pT-Klassifikation des malignen Melanoms berücksichtigt 3 histologische Kriterien:
  1. Maximale Tumordicke (Breslow) d. h. größte vertikale Ausdehnung des Tumors, gemessen am histologischen Schnitt nach Paraffineinbettung. Oberes Messniveau ist die obere Grenze des Stratum ganulosum der Epidermis, bei ulzerierten Tumoren die Ulkusbasis. Unteres Messniveau ist der tiefste Punkt der Tumorinvasion. *Achtung:* Diskontinuierliche Tumorherde (Mikrosatelliten) dürfen nicht mitberücksichtigt werden! Zellen eines präexistenten Nävus dürfen nicht mitgemessen werden!

2. **Level nach Clark.** Die Einteilung in „levels of invasion" ist eine stratigraphische; entscheidend sind die Schichten der Haut und die sie trennenden Grenzflächen („interfaces"). Bei der Bestimmung des Levels wird ausschließlich die kontinuierliche Tumorausbreitung berücksichtigt, mikroskopisch nachweisbare diskontinuierliche Tumorherde (Mikrosatelliten) oder Tumor in Lymphgefäßen oder Venen bleiben außer Acht.
3. **Fehlen oder Vorhandensein von Satelliten.** Als solche gelten vom Primärtumor getrennte (diskontinuierliche) Tumorherde, die nicht weiter als 2 cm vom Rand des Primärtumors entfernt sind.

- *Bei Diskrepanzen zwischen Tumordicke und Level richtet sich die pT-Klassifikation nach dem jeweils ungünstigsten Befund!*
- Invasion von Lymphgefäßen oder Venen wird in der T/pT-Klassifikation nicht berücksichtigt.

N/pN-Klassifikation

(p)NX: Regionäre Lymphknoten können nicht beurteilt werden

(p)N0: Keine regionären Lymphknotenmetastasen

(p)N1: Metastase(n) 3 cm oder weniger in größter Ausdehnung in irgendeinem regionären Lymphknoten

(p)N2: Metastase(n) mehr als 3 cm in größter Ausdehnung in irgendeinem regionären Lymphknoten und/oder In-Transit-Metastase(n)

- *(p)N2a: Metastase(n) mehr als 3 cm in größter Ausdehnung*
- *(p)N2b: In-Transit-Metatase(n)*
- *(p)N2c: Metastase(n) mehr als 3 cm in größter Ausdehnung und In-Transit-Metastse(n)*

Ramifikationen: Unterteilung nach Zahl befallener Lymphknoten

- N1, N2
  - a: Solitärer Lymphknoten befallen
  - b: 2–4 Lymphknoten befallen
  - c: Mehr als 4 Lymphknoten befallen

Unterteilung nach Metastasengröße

- *N1*
  - (i): Nur Mikrometastasen (keine größer als 0,2 cm)
  - (ii): Größte Metastase mehr als 0,2, aber nicht mehr als 0,4 cm
  - (iii): Größte Metastase mehr als 0,4, aber nicht mehr als 3 cm

Erfordernisse für pN

pN0: Histologische Untersuchung von überlicherweise 6 oder mehr regionären Lymphknoten. Wenn weniger als 6, aber mindestens ein regionärer Lymphknoten untersucht werden und diese(r) tumorfrei ist/sind, ist dem Befund pN0 in Klammern die Zahl befallener und untersuchter Lymphknoten zuzusetzen, um die Verlässlichkeit der Klassifikation anzuzeigen, z. B. pN0 (0/2).
pN1: Mikroskopische Bestätigung einer regionären Lymphknotenmetastase, 3 cm oder weniger in größter Ausdehnung.
pN2a: Mikroskopische Bestätigung einer regionären Lymphknotenmetastase, mehr als 3 cm in größter Ausdehnung.
pN2b: Mikroskopische Bestätigung einer In-Transit-Metastase.
pN2c: Mikroskopische Bestätigung einer In-Transit-Metastase *und* einer regionären Lymphknotenmetastase, mehr als 3 cm in größter Ausdehnung.

Erläuterungen

- In-Transit-Metastasen sind Metastasen der Haut und Subkutis, die mehr als 2 cm vom Primärtumor entfernt, aber nicht jenseits der regionären Lymphknoten liegen.
- In-Transit-Metastasen mit regionären Lymphknotenmetastasen, 3 cm oder weniger in größter Ausdehung, werden als (p)N2b klassifiziert.
- Wenn regionäre Lymphknoten zwar palpabel oder in bildgebenden Verfahren sichtbar sind, aber keinen klinischen Verdacht auf Metastasen erwecken, ist die klinische Kategorie N0 anzuwenden. Die klinische Diagnose einer Metastase wird nur dann gestellt, wenn sich durch Härte der tastbaren Lymphknoten, deren Vergrößerung oder durch Veränderung in den bildgebenden Verfahren hinreichende klinische Evidenz für Metastasierung ergibt. Die Bezeichnung „Adenopathie" ist nicht präzise genug, um Lymphknotenmetastasen anzunehmen.

- Nachweis ausschließlich von isolierten (disseminierten) Tumorzellen in den Sinus von regionären Lymphknoten (sog. Tumorzellemboli, sog. Mikroinvasion) durch morphologische Methoden (insbesondere Immunzytochemie) oder durch molekularpathologische Methoden beeinflusst die pN-Klassifikation nicht (Hermanek et al. 1999; UICC 2001). Die entsprechenden Befunde sollten wie folgt dokumentiert werden:
  - pN0(i–): Bei morphologischer Untersuchung isolierte Tumorzellen nicht nachweisbar.
  - pN0(i+): Bei morphologischer Untersuchung isolierte Tumorzellen nachweisbar.
  - pN0(mol–): Negativer Befund bei molekularpathologischer Untersuchung.
  - pN0(mol+): Positiver Befund bei molekularpathologischer Untersuchung.
- Ausschließliches Vorkommen von Mikrometastasen, d. h. Metastasen mit einer größten Ausdehnung von 2 mm oder weniger, wird durch den Zusatz „(mi)" gekennzeichnet: pN1(mi).

Befunde an Sentinellymphknoten

Als Sentinellymphknoten wird der erste Lymphknoten bezeichnet, in den die Lymphe aus der Primärtumorgegend abfließt (gelegentlich gibt es mehr als einen Sentinellymphknoten). Gelangt nur der (oder die) Sentinellymphknoten zur Untersuchung, sind die entsprechenden Befunde mit dem Zusatz „(sn)" zu kennzeichnen (Hermanek et al. 1999; UICC 2001):
- pN0(sn): Keine Metastasen im (in den) Sentinellymphknoten,
- pN1(sn): Metastasen im (in den) Sentinellymphknoten.

M/pM-Klassifikation

(p)MX: Fernmetatasen können nicht beurteilt werden

(p)M0: Keine Fernmetastasen

(p)M1: Fernmetastasen

- *(p)M1a: Metastasen in Haut, Subkutis oder Lymphknoten jenseits der regionären Lymphknoten*
- *(p)M1b: Viszerale Fernmetastasen*

Erfordernisse für pM

pM1a: Mikroskopischer (histologischer oder zytologischer) Nachweis von Fernmetastasen in Haut, Subkutis oder Lymphknoten jenseits der regionären Lymphknoten.
pM1b: Mikroskopischer (histologischer oder zytologischer) Nachweis von Fernmetastasen anderer Lokalisation als unter pM1a angeführt.

Erläuterungen

- Nachweis isolierter (disseminierter, zirkulierender) Tumorzellen in Knochenmarkbiopsien beeinflusst die M/pM-Klassifikation nicht. Jedoch sollten die entsprechenden Befunde wie folgt dokumentiert werden (Hermanek et al. 1999; UICC 2001):
  - M0(i-): Bei morphologischer Untersuchung isolierte Tumorzellen nicht nachweisbar,
  - M0(i+): Bei morphologischer Untersuchung isolierte Tumorzellen nachweisbar,
  - M0(mol-): Negativer Befund bei molekularpathologischer Untersuchung,
  - M0(mol+): Positiver Befund bei molekularpathologischer Untersuchung.
- Erfolgen entsprechende Untersuchungen an anderen Fernorganen oder Blut, wird dies zusätzlich angegeben, z. B. M0(i+, Leber) oder M0(mol-, Blut).

Schema zur NM/pTNM-Klassifikation bei malignen Melanomen der Augenlider

		NM	pTNM
Primärtumor	*Ergebnis der histopathologischen Untersuchung des exzidierten Primärtumor*		
	Primärtumor kann nicht beurteilt werden	–	o pTX
	Kein Anhalt für Primärtumor	–	o pT0
	Melanoma in situ (Clark-Level I): Primäre erworbene Melanose mit Atypie	–	o pTis

Invasives Melanom

Dicke (mm) \ Clark-Level	II	III	IV	V	
–0,75	**pT1**				○ pT1
>0,75 bis 1,50		**pT2**			○ pT2
>1,50 bis 3,00			**pT3a**		○ pT3a
>3,00 bis 4,00		**pT3b**			○ pT3b
>4,00				**pT4a**	○ pT4a
Satelliten		**pT4b**			○ pT4b

Aus TNM-Atlas (UICC 1998).

Regionäre Lymphknoten Bei Untersuchung ausschließlich von Sentinellymphknoten ist dem pN-Befund „(sn)" zuzufügen!

Keine In-Transit-Metastase(n)
Regionäre Lymphknoten können nicht beurteilt werden	○ NX	○ pNX
Keine regionären Lymphknotenmetastasen	○ N0	○ pN0
Regionäre Lymphknotenmetastase(n)	○ N1	○ pN1
≤3 cm		
Solitär	○ N1a	○ pN1a
≤0,2 cm	○ N1a(i)	○ pN1a(i)
>0,2–0,4 cm	○ N1a(ii)	○ pN1a(ii)
>0,4–3 cm	○ N1a(iii)	○ pN1a(iii)
2–4 Lymphknoten befallen	○ N1b	○ pN1b
≤0,2 cm	○ N1b(i)	○ pN1b(i)
>0,2–0,4 cm	○ N1b(ii)	○ pN1b(ii)
>0,4–3 cm	○ N1b(iii)	○ pN1b(iii)
>4 Lymphknoten befallen	○ N1c	○ pN1c
≤0,2 cm	○ N1c(i)	○ pN1c(i)
>0,2–0,4 cm	○ N1c(ii)	○ pN1c(ii)
>0,4–3 cm	○ N1c(iii)	○ pN1c(iii)

	Regionäre Lymphknotenmetastase(n) >3 cm	○ N2a ○ pN2a
	In-Transit-Metastase(n)	
	Keine regionären Lymphknotenmetastasen	○ N2b ○ pN2b
	Regionäre Lymphknotenmetastase(n) ≤3 cm	○ N2b ○ pN2b
	Regionäre Lymphknotenmetastase(n) >3 cm	○ N2c ○ pN2c
Fernme-tastasen	Vorliegen von Fernmetastasen kann nicht beurteilt werden.	○ MX ○ pMX
	Keine Fernmetastasen	○ M0 ○ pM0
	Fernmetastasen	○ M1 ○ pM1
	Fernmetastasen in Haut, Subkutis oder Lymphknoten jenseits der regionären Lymphknoten	○ M1a ○ pM1a
	Fernmetastasen anderer Lokalisationen	○ M1b ○ pM1b

```
NM      N_____ M_____
pTNM    pT_____ pN_____ pM_____
```

Klinische Stadiengruppierung

Da eine klinische Klassifikation des Primärtumors nicht vorgesehen ist und die pT-Klassifikation zum Zeitpunkt der klinischen Stadiengruppierung nicht vorliegt, berücksichtigt die klinische Stadiengruppierung lediglich die klinischen Befunde bzgl. regionärer Lymphkoten und Fernmetastasen:

M0		M1
N0	N1,2	
Stadium unbestimmt	St.III	St.IV

Erläuterungen

Wenn NX

- *sofern M1: Stadium IV,*
- *sonst Stadium unbestimmt;*

wenn MX

- *Stadium unbestimmt.*

Definitive Stadiengruppierung

Für die definitive Stadiengruppierung sind bzgl. Primärtumor und regionärer Lymphknoten pT und pN maßgebend. Nur wenn pNX vorliegt, wird die klinische N-Kategorie für die definitive Stadiengruppierung herangezogen.

Bei Unterschieden zwischen der klinisch festgestellten M-Kategorie und der pathologischen pM-Kategorie ist im Einzelfall jeweils unter Berücksichtigung der Gesamtsituation festzulegen, welche Kategorie für die Gesamtbeurteilung (Gesamt-M) bei der Stadiengruppierung maßgeblich ist.

	Gesamt-M0			Gesamt-M1
	pN0	pN1	pN2	
pTis	St.0			St.IV
pT1	St.I[a]	St.III[b]		
pT2				
pT3	St.II			
pT4				

Anmerkungen

[a] Nach Vorschlag der Deutschen Melanomgruppe St.I nur bei pT1, bei pT2 jedoch St.II (UICC 2001)

[b] Nach TNM-Supplement (UICC 2001) fakultative Unterteilung des
St.III: St.IIIA: pT4 pN0 Gesamt-M0
St.IIIB: jedes pT pN1,2 Gesamt-M0

Erläuterungen

Wenn pTX oder pT0

- *sofern Gesamt-M1: Stadium IV,*
- *sofern pN1 Gesamt-M0 oder pN2 Gesamt-M0: Stadium III,*
- *sonst: Stadium unbestimmt;*

wenn pNX und NX

- *sofern Gesamt-M0: Stadium IV,*
- *sofern pTis: Stadium 0,*
- *sonst: Stadium unbestimmt;*

Wenn Gesamt-MX: Stadium unbestimmt.

C-Faktor

Die klinische TNM-Klassifikation ist je nach angewendeten Untersuchungsmethoden unterschiedlich verlässlich. Dies kann durch Angabe des C-(Certainty-)Faktors dokumentiert werden. Die pTNM-Klassifikation entspricht immer C4:

Primärtumor

- *entfällt, da keine klinische T-Klassifikation;*

Regionäre Lymphknoten

- *C1: klinische Untersuchung,*
- *C2: Sonographie, Lymphszintigraphie, CT, Biopsie, Zytologie,*
- *C3: chirurgische Exploration einschl. Biopsie und Zytologie;*

Fernmetastasen

- *C1: klinische Untersuchung, Standardröntgenaufnahmen*
- *C2: Röntgenaufnahmen in speziellen Projektionen, Schichtaufnahmen, CT, Sonographie, Angiographie, MRT, nuklearmedizinische Untersuchungen, Endoskopie, Biopsie, Zytologie,*
- *C3: chirurgische Exploration einschl. Biopsie und Zytologie.*

3.3 TNM-Klassifikation für maligne Melanome der Augenlider, gültig ab 01.01.2003

Die in der 6. Auflage von TNM veröffentlichte TNM-Klassifikation für maligne Melanome der Haut, die auch für Augenlider gilt (UICC 2002), beruht im Wesentlichen auf den Vorschlägen des AJCC (Balch et al. 2000).

pT-Klassifikation (eine klinische T-Klassifikation ist nicht vorgesehen)

pTX: Primärtumor kann nicht beurteilt werden

pT0: Kein Primärtumor

pTis: Melanoma in situ (Clark-Level I): atypische Melanozytenhyperplasie, schwere Melanozytendysplasie, keine invasive maligne Läsion

pT1: Tumordicke 1 mm oder weniger
- *pT1a: Clark-Level II oder III, ohne Ulzeration*
- *pT1b: Clark-Level IV oder V oder mit Ulzeration*

pT2: Tumordicke mehr als 1 mm, aber nicht mehr als 2 mm
- *pT2a: ohne Ulzeration*
- *pT2b: mit Ulzeration*

pT3: Tumordicke mehr als 2 mm, aber nicht mehr als 4 mm
- *pT3a: ohne Ulzeration*
- *pT3b: mit Ulzeration*

pT4: Tumordicke mehr als 4 mm
- *pT4a: ohne Ulzeration*
- *pT4b: mit Ulzeration*

Erfordernisse für pT

pT1–3: Pathologische Untersuchung des Primärtumors ohne makroskopisch erkennbaren Tumor an den seitlichen Resektionslinien *und* mit histologisch tumorfreien tiefen (basalen) Resektionsrändern.

pT4: Pathologische Untersuchung des inkomplett entfernten Primärtumors, sofern mehr als 4 mm dick.

pTX wird auch angewendet bei Kürettagen und bei regressiertem Melanom.

Erläuterungen

- Die pT-Klassifikation des malignen Melanoms berücksichtigt 2 histologische Kriterien:
  1. Maximale Tumordicke (Breslow) d.h. größte vertikale Ausdehnung des Tumors, gemessen am histologischen Schnitt nach Paraffineinbettung. Oberes Messniveau ist die obere Grenze des Stratum granulosum der Epidermis, bei ulzerierten Tumoren die Ulkusbasis. Unteres Messniveau ist der tiefste Punkt der Tumorinvasion. *Achtung*: Diskontinuierliche Tumorherde (Mikrosatelliten) dürfen nicht mitberücksichtigt werden! Zellen eines präexistenten Nävus dürfen nicht mitgemessen werden!
  2. Level nach Clark. Die Einteilung in „levels of invasion" ist eine stratigraphische; entscheidend sind die Schichten der Haut und die sie trennenden Grenzflächen („interfaces"). Bei der Bestimmung des Levels wird ausschließlich die kontinuierliche Tumorausbreitung berücksichtigt, mikroskopisch nachweisbare diskontinuierliche Tumorherde (Mikrosatelliten) oder Tumor in Lymphgefäßen oder Venen bleiben außer Acht.
- Invasion von Lymphgefäßen oder Venen wird in der T-/pT-Klassifikation nicht berücksichtigt.

N/pN-Klassifikation

NX: Regionäre Lymphknoten können nicht beurteilt werden

N0: Keine regionären Lymphknotenmetastasen

N1: Metastase in solitärem regionärem Lymphknoten

- *N1a: nur mikroskopische Metastase (klinisch okkult)*
- *N1b: makroskopische Metastase (klinisch erkennbar)*

> **N2: Metastasen in 2 oder 3 regionären Lymphknoten** *oder* **Satellit(en)** *oder* **In-Transit-(intralymphatische) Metastase(n)**
>
> - *N2a: nur mikroskopische Lymphknotenmetastasen*
> - *N2b: makroskopische Lymphknotenmetastasen*
> - *N2c: Satellit(en) oder In-Transit-Metastase(n) ohne regionäre Lymphknotenmetastasen*
>
> **N3: Metastasen in 4 oder mehr regionären Lymphknoten** *oder* **untereinander fixierte regionäre Lymphknoten/Lymphknotenpakete** *oder* **Satellit(en) oder In-Transit-Metastase(n) mit Metastase(n) in regionärem/regionären Lymphknoten**

Erfordernisse für pN

pN0: Histologische Untersuchung von üblicherweise 6 oder mehr regionären Lymphknoten. Wenn weniger als 6, aber mindestens ein regionärer Lymphknoten untersucht werden und diese(r) tumorfrei ist/sind, ist dem Befund pN0 in Klammern die Zahl befallener und untersuchter Lymphknoten zuzusetzen, um die Verlässlichkeit der Klassifikation anzuzeigen, z. B. pN0(0/2).

pN1: Mikroskopische Bestätigung des metastatischen Befalls eines regionären Lymphknotens.

pN2: Mikroskopische Bestätigung von Metastasen in 2 oder 3 regionären Lymphknoten *oder* von Satellit(en) oder In-Transit-Metastase(n) bei tumorfreien regionären Lymphknoten

pN3: Mikroskopische Bestätigung von Metastasen in 4 oder mehr regionären Lymphknoten *oder* von untereinander fixierten regionären Lymphknoten/Lymphknotenpaketen *oder* von Satellit(en) oder In-Transit-Metastase(n) mit Metastase(n) in regionären Lymphknoten.

Erläuterungen

- Nur mikroskopische Lymphknotenmetastasen (klinisch okkult) sind Lymphknotenmetastasen, die klinisch auch durch bildgebende Verfahren nicht erkannt und ausschließlich durch histologische Untersuchung einer elektiven Lymphadenektomie oder von Sentinelbiopsie(n) bestimmt werden. Die tatsächliche histologisch bestimmte Größe der Metastasen spielt dabei keine Rolle.

- Als makroskopische (klinisch erkennbare) Lymphknotenmetastasen gelten Metastasen, die durch klinische Befunde (klinische Untersuchung, bildgebende Verfahren) erkannt werden.
- Wenn regionäre Lymphknoten zwar palpabel oder in bildgebenden Verfahren sichtbar sind, aber keinen klinischen Verdacht auf Metastasen erwecken, ist die klinische Kategorie N0 anzuwenden. Die klinische Diagnose einer Metastase wird nur dann gestellt, wenn sich durch Härte der tastbaren Lymphknoten, deren Vergrößerung oder durch Veränderung in den bildgebenden Verfahren hinreichende klinische Evidenz für Metastasierung ergibt. Die Bezeichnung „Adenopathie" ist nicht präzise genug, um Lymphknotenmetastasen anzunehmen.
- Bei der pathologischen Untersuchung von Lymphadenektomiepräparaten kann zwischen mikroskopischen und makroskopischen Lymphknotenmetastasen (pN1a vs. pN1b, pN2a vs. pN2b) nur dann unterschieden werden, wenn entsprechende klinische Angaben (klinische Untersuchungsbefunde, Lymphadenektomie elektiv oder therapeutisch) vorliegen. Trifft dies nicht zu, werden lediglich die Hauptkategorien (pN1, pN2) verwendet. Dann kann der Pathologe bei der Stadiengruppierung eine Unterteilung des Stadiums III nur im Falle des Vorliegens von pN3 vornehmen.
- Satelliten sind Tumornester oder -knötchen (mikro- oder makroskopisch) in Haut oder Subkutis innerhalb von 2 cm vom Primärtumor.
- In-Transit-Metastasen sind Metastasen der Haut und Subkutis, die mehr als 2 cm vom Primärtumor entfernt, aber nicht jenseits der regionären Lymphknoten liegen.
- Nachweis ausschließlich von isolierten (disseminierten) Tumorzellen in den Sinus von regionären Lymphknoten (sog. Tumorzellemboli, sog. Mikroinvasion) durch morphologische Methoden (insbesondere Immunzytochemie) oder durch molekularpathologische Methoden beeinflusst die pN-Klassifikation nicht (Hermanek et al. 1999; UICC 2001). Die entsprechenden Befunde sollten wie folgt dokumentiert werden:
    - pN0(i–): Bei morphologischer Untersuchung isolierte Tumorzellen nicht nachweisbar,
    - pN0(i+): Bei morphologischer Untersuchung isolierte Tumorzellen nachweisbar,
    - pN0(mol–): Negativer Befund bei molekularpathologischer Untersuchung,
    - pN0(mol+): Positiver Befund bei molekularpathologischer Untersuchung.

- Ausschließliches Vorkommen von Mikrometastasen, d. h. Metastasen mit einer größten Ausdehnung von 2 mm oder weniger wird durch den Zusatz von „(mi)" gekennzeichnet: pN1(mi).

Befunde an Sentinellymphknoten

Als Sentinellymphknoten wird der erste Lymphknoten bezeichnet, in den die Lymphe aus der Primärtumorgegend abfließt (gelegentlich gibt es mehr als einen Sentinellymphknoten). Gelangt nur der (oder die) Sentinellymphknoten zur Untersuchung, sind die entsprechenden Befunde mit dem Zusatz „(sn)" zu kennzeichnen (Hermanek et al. 1999; UICC 2001):
- pN0(sn): Keine Metastasen im (in den) Sentinellymphknoten,
- pN1(sn): Metastasen im (in den) Sentinellymphknoten.

M/pM-Klassifikation

(p)MX: Fernmetastasen können nicht beurteilt werden

(p)M0: Keine Fernmetastasen

(p)M1: Fernmetastasen

- *(p)M1a: Metastasen in Haut, Subkutis oder Lymphknoten jenseits der regionären Lymphknoten*
- *(p)M1b: Lungenmetastasen*
- *(p)M1c: Fernmetastasen anderer Lokalisation oder Fernmetastasen jeder Lokalisation mit erhöhter Serumlaktatdehydrogenese (LDH)*

Erfordernisse für pM

pM1a: Mikroskopischer (histologischer oder zytologischer) Nachweis von Fernmetastasen in Haut, Subkutis oder Lymphknoten jenseits der regionären Lymphknoten.

pM1b: Mikroskopischer (histologischer oder zytologischer) Nachweis von Lungenmetastasen.

pM1c: Mikroskopischer (histologischer oder zytologischer) Nachweis von Fernmetastasen anderer Lokalisationen *oder* von Fernmetastasen jeder Lokalisation mit erhöhter Serumlaktatdehydrogenase (LDH).

Erläuterungen

- Nachweis isolierter (disseminierter, zirkulierender) Tumorzellen in Knochenmarkbiopsien beeinflusst die M/pM-Klassifikation nicht. Jedoch sollten die entsprechenden Befunde wie folgt dokumentiert werden (Hermanek et al. 1999; UICC 2001):
  - M0(i–): Bei morphologischer Untersuchung isolierte Tumorzellen nicht nachweisbar,
  - M0(i+): Bei morphologischer Untersuchung isolierte Tumorzellen nachweisbar,
  - M0(mol–): Negativer Befund bei molekularpathologischer Untersuchung,
  - M0(mol+): Positiver Befund bei molekularpathologischer Untersuchung.
- Erfolgen entsprechende Untersuchungen an anderen Fernorganen oder Blut, wird dies zusätzlich angegeben, z. B. M0(i+, Leber) oder M0(mol–, Blut).

Schema zur NM/pNTM-Klassifikation bei malignen Melanomen der Augenlider

		NM	pTNM
Primärtumor	*Ergebnis der histopathologischen Untersuchung des exzidierten Primärtumors*		
	Primärtumor kann nicht beurteilt werden	–	o pTX
	Kein Anhalt für Primärtumor	–	o pT0
	Melanoma in situ (Clark-Level I): Primäre erworbene Melanose mit Atypie	–	o pTis

Invasives Melanom

Tumordicke	Clark-Level	Ulzeration	
		nein	ja
≤1 mm	II, III	o pT1a	o pT1b
	IV, V	o pT1b	o pT1b
>1–2 mm	jeder	o pT2a	o pT2b
>2–4 mm	jeder	o pT3a	o pT3b
>4 mm	jeder	o pT4a	o pT4b

- o pT1a
- o pT1b
- o pT2a
- o pT2b
- o pT3a
- o pT3b
- o pT4a
- o pT4b

Tumoren der Augenlider und der Konjunktiva

Regionäre Lymphknoten	Bei Untersuchung ausschließlich von Sentinellymphknoten ist dem pN-Befund „(sn)" zuzufügen! Regionäre Lymphknoten können nicht beurteilt werden	○ NX ○ pNX
	Keine regionären Lymphknotenmetastasen	○ N0 ○ pN0

Keine Satelliten, keine In-Transit-Metastasen
Regionäre Lymphknotenmetastasen

Zahl	Mikroskopisch	Makroskopisch		
				○ pN1
solitär	(p)N1a	(p)N1b	○ N1a	○ pN1a
2–3	(p)N2a	(p)N2b	○ N1b	○ pN2
≥4	(p)N3	(p)N3	○ N2a	○ pN2a
Pakete	–	(p)N3	○ N2b	○ pN2b
			○ N3	○ pN3

Satelliten- oder In-Transit-Metastasen

	Ohne regionäre Lymphknotenmetastasen	○ N2c ○ pN2c
	Mit regionären Lymphknotenmetastasen	○ N3 ○ pN3
Fernmetastasen	Vorliegen von Fernmetastasen kann nicht beurteilt werden	○ MX ○ pM
	Keine Fernmetastasen	○ M0 ○ pM0
	Fernmetastasen	○ M1 ○ pM1

Serumlaktatdehydrogenese nicht erhöht

Metastasen in Haut, Subkutis oder Lymphknoten jenseits der regionären Lymphknoten	○ M1a ○ pM1a
Lungenmetastasen	○ M1b ○ pM1b
Fernmetastasen anderer Lokalisationen	○ M1c ○ pM1c

Serumlaktatdehydrogenese erhöht und Fernmetastasen jeder Lokalisation ○ M1c ○ pM1c

---

NM N _____ M _____
pTNM pT _____ pN _____ pM _____

Klinische Stadiengruppierung

Die klinische Stadiengruppierung berücksichtigt die pT-Klassifikation nach Entfernung des Primärtumors und die klinische Beurteilung der regionären Lymphknoten und Fernmetastasen einschließlich etwaiger Befunde an Sentinellymphknoten.

		M0				M1
	N0	N1a N2a	N1b N2b	N2c	N3	
pTis	St.0					
pT1a	St.IA					
pT2a	St.IB	St.IIIA	St.IIIB			
pT3a	St.IIA					
pT4a	St.IIB			St.IIIB	St.IIIC	St.IV
pT1b	St.IB					
pT2b	St.IIA	St.IIIB	St.IIIC			
pT3b	St.IIB					
pT4b	St.IIC					

Erläuterungen

Wenn pT0 oder pTX

- *sofern M1: Stadium IV,*
- *sofern N3M0: Stadium IIIC,*
- *sofern N2cM0: Stadium IIB,*
- *sonst: Stadium unbestimmt;*

wenn MX oder M0NX

- *sofern pTis: Stadium 0,*
- *sonst: Stadium unbestimmt.*

Definitive Stadiengruppierung

Für die definitive Stadiengruppierung sind bzgl. Primärtumor und regionärer Lymphknoten pT und pN maßgebend. Nur wenn pX vorliegt, wird die klinische N-Kategorie für die definitive Stadiengruppierung herangezogen.

Bei Unterschieden zwischen der klinisch festgestellten M-Kategorie und der pathologischen pM-Kategorie ist im Einzelfall jeweils unter Berücksichtigung der Gesamtsituation festzulegen, welche Kategorie für die Gesamtbeurteilung (Gesamt-M1) bei der Stadiengruppierung maßgeblich ist.

	Gesamt-M0					Gesamt-M1
	pN0	pN1a pN2a	pN1b pN2b	pN2c	pN3	
pTis	St.0					
pT1a pT2a pT3a pT4a	St.IA St.IB St.IIA St.IIB	St.IIIA	St.IIIB	St.IIIB	St.IIIC	St.IV
pT1b pT2b pT3b pT4b	St.IB St.IIA St.IIB St.IIC	St.IIIB	St.IIIC			

Erläuterungen

Wenn pTX oder pT0

- *sofern Gesamt-M1: Stadium IV,*
- *sofern pN3 Gesamt-M0: Stadium IIIC,*
- *sofern pN2c Gesamt-M0: Stadium IIIB*
- *sonst: Stadium unbestimmt;*

wenn pNX und NX

- *sofern Gesamt-M1: Stadium IV,*
- *sofern pTis: Stadium 0,*
- *sofern pT1a: Stadium IA*
- *sonst: Stadium unbestimmt;*

wenn Gesamt-MX

- *sofern pTis: Stadium 0,*
- *sofern pT1a: Stadium IA*
- *sonst: Stadium unbestimmt.*

Lymphknoten- und Fernmetastasen bei pT1a nur sehr selten.

C-Faktor

Identisch mit der Klassifikation bis 31.12.2002, s. S. 189.

3.4 TNM-Klassifikation für Karzinome der Konjunktiva, gültig bis 31.12.2002

> **T/pT-Klassifikation**
>
> (p)TX: Primärtumor kann nicht beurteilt werden
>
> (p)T0: Kein Anhalt für Primärtumor
>
> (p)Tis: Carcinoma in situ
>
> (p)T1: Tumor 5 mm oder weniger in größter Ausdehnung
>
> (p)T2: Tumor mehr als 5 mm in größter Ausdehnung, ohne Infiltration von Nachbarstrukturen
>
> (p)T3: Tumor infiltriert Nachbarstrukturen außer Orbita
>
> (p)T4: Tumor infiltriert Orbita

Erfordernisse für pT

pT3 oder weniger: Pathologische Untersuchung des Primärtumors mit histologisch tumorfreien Resektionsrändern.
pT4: Mikroskopische Bestätigung einer Invasion der Orbita.

Erläuterungen

- Benachbarte Strukturen sind Lid, Hornhaut, Sklera und Orbita. Als Invasion des Lids gilt die Invasion jenseits des Tarsus in die vorderen Teile des Lides.
- Invasion von Lymphgefäßen oder Venen wird in der T/pT-Klassifikation nicht berücksichtigt.
- Für die Einordnung in die T-Kategorie ist die Größe des invasiven Tumors maßgebend; eine begleitende In-situ-Komponente wird nicht einbezogen.
- Im Falle multipler simultaner Tumoren im Organ sollen der Tumor mit der höchsten T/pT-Kategorie klassifiziert und die Multiplizität oder die Anzahl der Tumoren in Klammern angegeben werden, z. B. T2(m) oder pT2(3).

N/pN- und M/pM-Klassifikation

Identisch mit der Klassifikation für Karzinome des Augenlides, s. Abschnitt 3.1, S. 176–178.

Schema zur TNM/pTNM-Klassifikation bei Karzinomen der Konjunktiva

		T	pT
Primär-	Primärtumor kann nicht beurteilt werden	○ TX	○ pTX
tumor	Kein Anhalt für Primärtumor	○ T0	○ pT0
	Carcinoma in situ	○ Tis	○ pTis
	Invasiver Tumor ohne Infiltration von Nachbarstrukturen (Lid, Hornhaut, Kornea, Orbita)		
	≤5 cm	○ T1	○ pT1
	>5 cm	○ T2	○ pT2
	Tumor mit Infiltration von Nachbarstrukturen		
	Infiltration von Lid, Hornhaut und/oder Sklera	○ T3	○ pT3
	Infiltration der Orbita	○ T4	○ pT4

Regionäre	Regionäre Lymphknoten können nicht		
Lymph-	beurteilt werden	○ NX	○ pNX
knoten	Keine regionären Lymphknotenmetastasen	○ N0	○ pN0
	Regionäre Lymphknotenmetastasen	○ N1	○ pN1
Fern-	Vorliegen von Fernmetastasen kann nicht		
meta-	beurteilt werden	○ MX	○ pMX
stasen	Keine Fernmetastasen	○ M0	○ pM0
	Fernmetastasen	○ M1	○ pM1

```
TNM:    T_____   N_____   M_____
pTNM:   pT_____   pN_____   pM_____
```

Eine Stadiengruppierung wird derzeit nicht empfohlen!

C-Faktor

Die klinische TNM-Klassifikation ist je nach angeweandeten Untersuchungsmethoden unterschiedlich verlässlich. Dies kann durch Angabe des C-(Certainty-)Faktors dokumentiert werden. Die pTNM-Klassifikation entspricht immer C4:

Primärtumor

- *C1: Inspektion, Palpation,*
- *C2: Sonographie,*
- *C3: chirurgische Exploration einschl. Biopsie;*

Regionäre Lymphknoten

- *C1: klinische Untersuchung,*
- *C2: Sonographie, CT, Biopsie, Zytologie,*
- *C3: chirurgische Exploration einschl. Zytologie und Biopsie;*

Fernmetastasen

- *C1: klinische Untersuchung, Standardröntgenaufnahmen,*
- *C2: Röntgen in speziellen Projektionen, konventionelle Schichtaufnahmen, CT, Sonographie, MRT, nuklearmedizinische Untersuchungen, Biopsie, Zytologie,*
- *C3: chirurgische Exploration einschl. Biopsie und Zytologie.*

3.5 TNM-Klassifikation für Karzinome der Konjunktiva, gültig ab 01.01.2003

Gegenüber der 5. Auflage des TNM-Systems unterscheidet sich die neue 6. Auflage lediglich dadurch, dass die Kategorie (p)T4 wie folgt unterteilt wird:

(p)T4a: Tumor infiltriert Weichteile der Orbita, keine Knocheninfiltration,
(p)T4b: Tumor infiltriert Weichteile der Orbita, mit Knocheninfiltration,
(p)T4c: Tumor infiltriert Orbita und angrenzende Nasennebenhöhle(n),
(p)T4d: Tumor infiltriert Orbita und Gehirn.

3.6 TNM-Klassifikation für maligne Melanome der Konjunktiva

T/pT-Klassifikation, gültig bis 31.12.2002

Die pT-Klassifikation unterscheidet sich von der T-Klassifikation durch Einbezug der histologisch bestimmten Tiefeninvasion

T1: Tumor(en) der Bulbuskonjunktiva, einen Quadranten oder weniger einnehmend

T2: Tumor(en) der Bulbuskonjunktiva, mehr als einen Quadranten einnehmend

T3: Tumor(en) des Fornix der Konjunktiva und/oder der Lidkonjunktiva und/oder der Karunkel

T4: Tumor mit Infiltration von Augenlid, Hornhaut und/oder Orbita

pT1: Tumor(en) der Bulbuskonjunktiva, einen Quadranten oder weniger einnehmend *und* 2 mm oder weniger dick

pT2: Tumor(en) der Bulbuskonjunktiva, mehr als einen Quadranten einnehmend *und* 2 mm oder weniger dick

pT3: Tumor(en) des Fornix der Konjunktiva und/oder der Lidkonjunktiva und/oder der Karunkel *oder* Tumor der Bulbuskonjunktiva, mehr als 2 mm dick

pT4: Tumor mit Infiltration von Augenlid, Hornhaut und/oder Orbita

T/pT-Klassifikation, gültig ab 01.01.2003

Die pT-Klassifikation unterscheidet sich von der T-Klassifikation durch Einbezug der histologisch bestimmten Tiefeninvasion.

T1: Tumor(en) der Bulbuskonjunktiva

T2: Tumor(en) der Bulbuskonjunktiva mit Ausbreitung auf Hornhaut

T3: Tumor(en) mit Ausbreitung auf Fornix, Lidkonjunktiva oder Karunkel

T4: Tumor(en) mit Infiltration von Augenlid, Augapfel, Orbita, Nasennebenhöhlen oder ZNS

pT1: Tumor(en) der Bulbuskonjunktiva, beschränkt auf Epithel

pT2: Tumor(en) der Bulbuskonjunktiva, nicht dicker als 0,8 mm, mit Infiltration der Substantia propria

pT3: Tumor(en) der Bulbuskonjunktiva, mehr als 0,8 mm dick, mit Infiltration der Substantia propria *oder* Tumor(en) mit Befall der Lidkonjunktiva oder der Karunkel

pT4: Tumor(en) mit Infiltration von Augenlid, Augapfel, Orbita, Nasennebenhöhlen oder ZNS

Erfordernisse für pT

pT1–3: Pathologische Untersuchung des Primärtumors mit histologisch tumorfreien Resektionsrändern.
pT4: Mikroskopische Bestätigung der Invasion von Augenlid, Hornhaut, Augapfel, Orbita, Nasennebenhöhlen oder ZNS.

Erläuterungen

- Als Invasion des Augenlides gilt die Invasion jenseits des Tarsus in den vorderen Teil des Lides.
- Invasion von Lymphgefäßen oder Venen wird in der T/pT-Klassifikation nicht berücksichtigt.

- Im Falle multipler simultaner Tumoren im Organ sollen der Tumor mit der höchsten T/pT-Kategorie klassifiziert und die Multiplizität oder die Anzahl der Tumoren in Klammern angegeben werden, z. B. T2(m) oder pT2(3).

N/pN- und M/pM-Klassifikation

Identisch mit der Klassifikation für Karzinome der Augenlider, s. Abschnitt 3.1, S. 176–178.

Schema zur TNM/pTNM-Klassifikation für maligne Melanome der Konjunktiva

		TNM	pTNM
Primär-tumor	Primärtumor kann nicht beurteilt werden	○ TX	○ pTX
	Kein Anhalt für Primärtumor	○ T0	○ pT0
gültig bis 31.12.2002	Tumor der Bulbuskonjunktiva		
	Ein Quadrant oder weniger befallen	○ T1	–
	Tumordicke 2 mm oder weniger	–	○ pT1
	Tumordicke mehr als 2 mm	–	○ pT2
	Mehr als ein Quadrant befallen	○ T2	–
	Tumordicke 2 mm oder weniger	–	○ pT2
	Tumordicke mehr als 2 mm	–	○ pT3
	Tumor des Fornix der Konjunktiva und/oder der Lidkonjunktiva und/oder der Karunkel		
	Ohne Infiltration von Augenlid, Hornhaut und/oder Orbita	○ T3	○ pT3
	Mit Infiltration von Augenlid, Hornhaut und/oder Orbita	○ T4	○ pT4
Primär-tumor ab 01.01.2003	Tumor der Bulbuskonjunktiva	○ T1	–
	beschränkt auf Epithel	–	○ pT1
	mit Infiltration der Substantia propria		
	– nicht dicker als 0,8 mm	–	○ pT2
	– dicker als 0,8 mm	–	○ pT3

	Tumor mit Ausbreitung auf Hornhaut	○ T2	–
	Tumor mit Ausbreitung auf Fornix, Lidkonjunktiva oder Karunkel	○ T3	○ pT3
	Tumor und Infiltration von Augenlid, Augapfel, Orbita, Nasennebenhöhlen und ZNS	○ T4	○ pT4
Regionäre Lymph-knoten	Regionäre Lymphknoten können nicht beurteilt werden	○ NX	○ pNX
	Keine regionären Lymphknotenmetastasen	○ N0	○ pN0
	Regionäre Lymphknotenmetastasen	○ N1	○ pN1
Fern-metastasen	Vorliegen von Fernmetastasen kann nicht beurteilt werden	○ MX	○ pMX
	Keine Fernmetastasen	○ M0	○ pM0
	Fernmetastasen	○ M1	○ pM1

```
TNM:    T _____   N _____   M _____
pTNM:   pT _____  pN _____  pM _____
```

Eine Stadiengruppierung wird derzeit nicht empfohlen.

C-Faktor

Identisch mit der Klassifikation für Karzinome der Konjuktiva, s. Abschnitt 3.2, S. 189.

4 Residualtumor-(R-)Klassifikation
(Hermanek u. Wittekind 1994; UICC 1997, 2001)

- Jede pathologische Untersuchung exzidierter Tumoren hat Aussagen zur Beschaffenheit der Resektionsränder zu liefern. Zur Identifikation der tatsächlichen Resektionsränder in den histologischen Schnitten empfiehlt sich deren Markierung durch Tipp-Ex oder Tusche. R1 wird diagnostiziert, wenn sich Tumorgewebe direkt am Resektionsrand befindet.
- Wenn lediglich eine begleitende intraepitheliale Komponente (Carcinoma in situ, prämaligne Melanose mit Atypie) am Resektionsrand nachgewiesen wird, nicht aber infiltrativer Tumor, wird dies durch R1(is) gekennzeichnet.
- Als invasiver Tumor an den Resektionslinien werden sowohl kontinuierliche Primärtumorausläufer als auch diskontinuierliche Tumorherde (sog. Satelliten) und etwaige durchtrennte Lymphknotenmetastasen berücksichtigt. Tumorzellen in Lymph- und Blutgefäßen am Resektionsrand werden nur dann als R1 klassifiziert, wenn sie Kontakt mit dem Endothel oder Invasion der Gefäßwand zeigen. Andernfalls werden sie als in Lymphe oder Blut frei zirkulierende Tumorzellen in der R-Klassifikation nicht erfasst (Wittekind et al. 2001).
- Nach den Regeln der UICC wird R1 nur diagnostiziert, wenn histologisch Tumor direkt an der Resektionslinie gefunden wird (Schnitt durch Tumorgewebe) (UICC 2001). Es empfiehlt sich aber bei R0-Fällen, bei denen der Tumor nur 1 mm oder weniger von der Resektionslinie entfernt ist, diesen Befund zu dokumentieren (Tumor „nahe an Resektionsrand").
- Werden für die R-Klassifikation spezielle Methoden verwendet, z. B. zusätzliche Imprintzytologie der Resektionsränder, soll dies gesondert dokumentiert werden.
- Der Nachweis isolierter (disseminierter) Tumorzellen in regionären Lymphknoten, Knochenmarkbiopsien, anderen Fernorganen oder Blut

beeinflusst die R-Klassifikation nicht. Entsprechende morphologische (z. B. zytologische oder immunhistochemische) Befunde werden durch den Zuatz „(i–)" oder „(i+)", molekularpathologische Befunde durch den Zusatz „(mol–)" oder „(mol+)" dokumentiert, z. B. R0(i+) oder R0(mol–) (Hermanek et al. 1999; UICC 2001).

5 Klinische Anwendung: Algorithmen zu Diagnostik und Therapie

5.1 Maligne Tumoren der Augenlider

Diagnose (Lommatzsch 1999; Naumann 1997; Rohrbach u. Lieb 1998)

Notwendige Untersuchungen:
- Anamnese und allgemeine Untersuchung,
- Biomikroskopie.

Im Einzelfall nützliche Untersuchungen:
- Probebiopsie,
- Computertomographie,
- Kernspintomographie.

Therapie (Lommatzsch 1999; Naumann 1997; Rohrbach u. Lieb 1998)

Chirurgische Exzision

Die Standardtherapie bei Augenlidtumoren ist die chirurgische Exzision des Tumors mit unterschiedlichem Sicherheitsabstand (Tabelle 5.1):

- Primärer Defektverschluss evtl. mit intraoperativen Gefrierschnitten: Knotige Basalzellkarzinome.
- Mehrzeitiges Vorgehen mit Abwarten des histologischen Ergebnisses durchgeführt mit Paraffinschnitten: Metastasierende Tumoren, sklerodermiform wachsende Basalzellkarzinome, ulzerierende Basalzellkarzi-

Tabelle 5.1. Sicherheitsabstand bei chirurgischer Exzision von Augenlidtumoren

Tumor	Sicherheitsabstand
Pseudokanzerosen	2 mm
Präkanzerosen	
Verruca	1 mm
Lentigo maligna	3–4 mm
Morbus Bowen	2–3 mm
Basalzellkarzinome (Doxanas et al. 1981)	
Knotiges Basalzellkarzinom	3 mm
Knotig ulzerierendes Basalzellkarzinom	3 mm
Planes, sklerodermiformes Basalzellkarzinom	7–10 mm
Ulcus terebrans	15–20 mm
Plattenepithelkarzinom	7–10 mm
Talgdrüsen-Adenokarzinom (Doxanas u. Green 1984; Kass u. Hornblass 1989)[a]	7–10 mm, mit multiplen Bindehautbiopsien
Merkelzell-Tumor	7–10 mm
Malignes Melanom (Collin et al. 1986)	7–10 mm

[a] Bei pagetoider Beteiligung der Konjunktiva sollte eine Exenteratio oder eine Kryotherapie der betroffen Bindehaut durchgeführt werden. Die Exzision sollte mit intraoperativen Gefrierschnitten kontrolliert werden sowie eine endgültige Kontrolle der Schnittränder vor der zweizeitig geplanten Defektdeckung durch Paraffinschnitte erfolgen

nome, bei Tumoren, die plastische nur mit Verschiebelappen bzw. Hauttransplantat gedeckt werden können.

Ionisierende Strahlen

Alternativ zur chirurgischen Exzision können folgende Tumoren auch mit ionisierenden Strahlen behandelt werden:

Epitheliale Tumoren

- *Basalzellkarzinom (Doxanas et al. 1981),*
- *Plattenepithelkarzinom,*
- *Morphea- oder sklerodermiformer Typ des Basalzellkarzinoms,*

- *basosquamöses oder metatypisches Karzinom,*
- *muzinöses Adenokarzinom,*
- *Talgdrüsenkarzinom (Radiatio nur nach Rezidiv oder Persistenz nach chirurgischer Exzision oder bei inoperablen Patienten) (Doxanas u. Green 1984; Kass u. Hornblass 1989);*

Primär erworbene Melanose;

malignes Melanom (Collin et al. 1986);

Tumoren des Bindegewebes

- *Fibrosarkom,*
- *Liposarkom,*
- *Rhabdomyosarkom,*
- *Hämangiosarkom,*
- *Kaposi-Sarkom,*
- *lymphatische Tumoren.*

Kryotherapie (Anders et al. 1994)

Alternativ kann bei Basalzellkarzinomen bis zu einem Durchmesser von 12 mm eine Kryotherapie durchgeführt werden. Kontraindikationen sind die Knochen- bzw. Orbitabeteiligung und die Beteiligung des Fornix.

5.2 Maligne Tumoren der Konjunktiva

Diagnose (Lommatzsch 1999; Naumann 1997; Rohrbach u. Lieb 1998)

Notwendige Untersuchungen:

- Anamnese und allgemeine Untersuchung,
- Biomikroskopie.

Im Einzelfall nützliche Untersuchungen:

- Probebiopsie,
- Computertomographie,
- Kernspintomographie.

Therapie (Dugel et al. 1992; Frauenfelder u. Wingfield 1983; Lommatzsch 1999; Naumann 1997; Rohrbach u. Lieb 1998)

Maligne Bindehautepitheliome

- Chirurgische Exzision mit intraoperativer Gefrierschnittkontrolle sowie Kryotherapie
- alternativ: Chirurgische Exzision gefolgt von einer Brachytherapie (Sr-90/Y-90 bzw. Ru-106/Rh-106),
- bei Ausbreitung in die Orbita: Exenteratio,
- Lymphknotenmetastasen: Bei solitärem Lymphknoten: selektive Exzision mit „neck dissection".

Malignes Melanom

- Bei umschriebenen Veränderungen ohne Orbitabefall: Chirurgische Exzision mit Kryotherapie der Basis sowie der Ränder, evtl. gefolgt von einer Brachytherapie (Sr-90/Y-90),
- bei diffusen Veränderungen ohne Orbitabefall: Kryotherapie,
- bei Ausbreitung in Lider und/oder Orbita: Exenteratio,
- Lymphknotenmetastasen: Bei solitärem Lymphknoten: selektive Exzision mit „neck dissection".

6 Prognosefaktoren
(Mc Lean et al. 1994; Rosai 1996; UICC 1995)

6.1 Karzinome der Augenlider

Wichtigste Prognosefaktoren sind histologischer Typ und anatomische Ausbreitung. Die beste Prognose haben Basalzellkarzinome. Plattenepithelkarzinome, Karzinome der Haarfollikel und Schweißdrüsen-Adenokarzinome weisen eine intermediäre Prognose auf. Die schlechteste Prognose zeigen Talgdrüsen- und Merkelzell-Karzinome.

Bei Plattenepithel- und bei Talgdrüsenkarzinomen ist auch der Differenzierungsgrad von Bedeutung. In univariater Analyse sind für das Talgdrüsenkarzinom folgende weitere ungünstige Faktoren bekannt: Lokalisation am Oberlid, Größe von mehr als 10 mm, Symptomdauer von mehr als 6 Monaten, infiltrativer Wachstumstyp, Multizentrizität, begleitende intraepitheliale karzinomatöse Veränderungen an Lid, Konjunktiva und/oder Kornea, Blut- und Lymphgefäßinvasion.

6.2 Maligne Melanome der Augenlider

Die Prognosefaktoren entsprechen jenen von malignen Melanomen an anderen Lokalisationen der Haut. In erster Linie steht die anatomische Ausbreitung im Vordergrund. Bei lokalisierten Melanomen (N0M0) sind Tumordicke, Ulzeration, Geschlecht, Melanomtyp und Clark-Level von Bedeutung. Auch bei Melanomen mit regionären Lymphknotenmetastasen haben Ulzeration und Tumordicke zusätzlichen Einfluss, überdies die Zahl befallener Lymphknoten und die Größe der Metastasen. Bei Patienten mit Fernmetastasen spielt deren Lokalisation und die Zahl der metastatisch befallenen Lokalisationen eine wesentliche Rolle für die Prognose.

6.3 Karzinome der Konjunktiva

Neben der anatomischen Ausbreitung (TNM/pTNM) ist der histologische Typ von prognostischer Bedeutung. Mukoepidermoidkarzinome sind aggressiver als Plattenepithelkarzinome.

6.4 Maligne Melanome der Konjunktiva

Im Vergleich zu malignen Melanomen der Augenlider ist die Prognose bei Lokalisation an der Konjunktiva im Allgemeinen günstiger.

Wichtigster Prognosefaktor ist die anatomische Ausbreitung. Als ungünstige Faktoren werden multifokales Auftreten, Mitosenreichtum, Fehlen von Entzündungsreaktion im und um den Tumor sowie höherer Gehalt an Epitheloidzellen angesehen.

7 Klinische Information für die histopathologische Begutachtung

Sowohl bei Biopsien als auch bei Exzisionen empfiehlt sich für die Information des Pathologen das in Abb. 7.1 dargestellte Formblatt.

Personaldaten		Einsender

Lokalisation	○ Oberlid ○ Unterlid	○ Innerer Augenwinkel ○ Äußerer Augenwinkel	○ Lidrand ○ Meibom-Drüse
	○ Bulbuskonjunktiva		
		○ Ein Quadrant oder weniger	
		○ Mehr als ein Quadrant	
	○ Fornix conjunctivae ○ Lidkonjunktiva	○ Karunkel	
	○ Kornea	○ Sklera	
	○ Orbitalweichteile	○ Knöcherne Orbitalwand	
	○ Nasennebenhöhlen	○ Gehirn	
	○ Andere extraokuläre Strukturen		

Seitenlokalisation ○ Rechts ○ Links

Größte Tumorausdehnung (in mm) /__/__/

Bei Inzisionsbiopsien: Zahl der Biopsiepartikel /__/

Bei Exzisionen:
Entfernung en bloc   ○ Ja   ○ Nein/Wieviel Teile /__/

Klinische R-Klassifikation:
Makroskopischer Residualtumor   ○ Nein   ○ Ja
Wenn ja, Lokalisation des Residualtumors ○ Lokoregionär
  ○ Fernmetastasen / Lokalisation _____
Mikroskopische Bestätigung des Residualtumors   ○ Ja   ○ Nein

Bei Entfernung von regionären Lymphknoten:

Lokalisation	Nach klinischer Beurteilung[a]	
	tumorfrei	tumorbefallen
_____	○	○
_____	○	○
_____	○	○

[a] Einschließlich bildgebende Verfahren

Abb. 7.1. Formblatt für klinische Informationen zur histopathologischen Untersuchung bei malignen Tumoren von Augenlid und Konjunktiva

8 Dokumentation

8.1 Minimaldokumentation

Entsprechend der Tumorbasisdokumentation (Dudeck et al. 1999) sind zur Tumorklassifikation zu dokumentieren:
1. Lokalisation des Primärtumors einschl. Seitenlokalisation.
2. Histologischer Tumortyp einschl. Angaben über etwaige Bestätigung der Tumorhistologie durch andere Institution(en).
3. Histopathologisches Grading.
4. Anatomische Ausbreitung vor Therapie
   - klinischer TNM-Befund (entfällt beim Melanom der Augenlider),
   - klinisches Stadium (nur bei malignen Melanomen der Augenlider),
   - pathologischer TNM-Befund (pTNM),
   - definitives M (Gesamt-M). Bei Unterschieden zwischen der klinisch festgehaltenen M-Kategorie und der pathologischen pM-Kategorie ist jeweils im Einzelfall unter Berücksichtigung der klinischen Gesamtsituation festzuhalten, welche Kategorie für die Gesamtbeurteilung gilt und bei der definitiven Stadiengruppierung maßgeblich ist,
   - definitives Stadium (nur bei malignen Melanomen der Augenlider).
5. Weitere Angaben zu regionären Lymphknoten
   - Zahl untersuchter regionärer Lymphknoten,
   - Zahl befallener regionärer Lymphknoten,
   - (fakultativ) Lokalisation regionärer Lymphknotenmetastasen.
6. Weitere Angaben zu Fernmetastasen
   - Lokalisation.
7. Anatomische Ausbreitung nach Therapie
   - Residualtumor-(R-)Klassifikation,
   - Lokalisation des Residualtumors.

Ein Formblatt für die Zusammenfassung der histopathologischen Begutachtung nach operativer Entfernung von malignen Tumoren der Augenlider und der Konjunktiva zeigt Abb. 8.1.

Personaldaten	Einsender

Untersuchungsmaterial
- o Lokale Exzision
- o Enukleation

1. Lokalisation des Primärtumors   C ☐☐ . ☐☐

- o Oberlid C44.11
- o Unterlid C44.12
- o Innerer Augenwinkel C44.13
- o Äußerer Augenwinkel C44.14
- o Meibom-Drüse C44.15
- o Lid o. n. A. C44.1

- o Lidkonjunktiva C69.01
- o Fornix der Konjunktiva C69.02
- o Bulbuskonjunktiva C69.03
- o Befall von 2 oder mehr Unterbezirken C69.08
- o Konjunktiva o.n.A. C69.0

Seitenlokalisation   o R=Rechts   o L=Links   ☐

2. Histologischer Tumortyp   ☐☐☐☐ / ☐

- o Plattenepithelkarzinom in situ 8070/2
- o Plattenepithelkarzinom (invasiv) 8070/3
- o Basalzellkarzinom 8090/3
- o Spindelzellkarzinom 8074/3
- o Talgdrüsenkarzinom 8410/3
- o Tricholemmkarzinom 8102/3
- o Malignes Pilomatrixom 8110/3
- o Schweißdrüsen-Adenokarzinom 8400/3
- o Mukoepidermoidkarzinom 8430/3
- o Merkelzell-Karzinom 8247/3
- o Malignes Melanom in Junktions-/Nävuszellnävus 8740/3
- o Malignes Melanom in primärer erworbener Melanose 8741/3
- o Malignes Melanom de novo 8721/3
- o Unklassifiziertes malignes Melanom 8720/3
- o Sonstiger maligner Tumor _____

3. Histologisches Grading   ☐

- o G1   o G2   o G3   o G4   G0 (Grading nicht vorgesehen)
- o L=Low grade   o H=High grade   o GX

4. pTNM-Klassifikation

☐☐☐   y pT m

(y)_____   pT_____   (m)_____

☐☐☐☐☐☐☐☐   pN(sn)   pN   pM

pN(sn)_____   pN_____   pM_____

Zahl untersuchter regionärer Lymphknoten

Zahl befallener regionärer Lymphknoten   ☐☐☐☐

Abb. 8.1. Zusammenfassung der histopathologischen Begutachtung bei operativer Entfernung von malignen Tumoren der Augenlider und der Konjunktiva

5. *Fakultative zusätzliche Angaben zu pN und pM zu pN0(sn), pN0 und pM0*

　　　　　　　　　　　　　　　　　　　　　　　　　　　　　　i　mol

　○ 1=i–　　○ 2=i+　　○ 3=mol–　　○ 4=mol+　　　　pN0(sn)

　○ E=Entfällt (ungleich pN0(sn), pN0 bzw. pM0)　　　　pN0

　○ X=Nicht untersucht　　　　　　　　　　　　　　　　pM0

zu pN1(sn), pN1 und pM1　　　　　　　　　　　　　　　pN1(sn)
　○ 1=mi　　　○ E=Entfällt (ungleich pN1(sn), pN1 bzw. pM1)　pN1
　○ X=F.A.　　　　　　　　　　　　　　　　　　　　　　pM1

6. *Stadium (nur bei malignem Melanom)*

　○ 00=St.0　○ 10=St.I　○ 11=St.IA　○ 12=St.IB　○ 20=St.II
　○ 21=St.IIA　○ 22=St.IIB　○ 23=St.IIC　○ 30=St.III　○ 31=St.IIIA
　○ 32=St.IIIB　○ 33=St.IIIC　○ 40=St.IV　○ XX=Stadium unbestimmt
　○ EE=entfällt (kein Melanom des Augenlides)

7. *Daten zur R-Klassifikation*

　a) Befunde an Resektionslinien
　　○ F=Tumorfrei　　○ T=Tumor　　○ X=Nicht untersucht
　b) Falls verbindliche Angaben über die klinische R-Klassifikation vorliegen:　R
　　Definitive R-Klassifikation
　　○ Kein Residualtumor (R0)
　　○ Nur mikroskopischer Residualtumor (R1)
　　○ Makroskopischer Residualtumor, mikrosk. nicht bestätigt (R2a)
　　○ Makroskopischer Residualtumor, mikrosk. bestätigt (R2b)
　　Falls Residualtumor, Lokalisation　　N=Nein　　J=Ja

　　Lokoregionär　　　　　　　　　　　○　　　　○

　　Fernmetastasen　　　　　　　　　　○　　　　○

8. *Mikroskopisch gemessene minimale Entfernung des Tumors zu den Resektionslinien in mm (XX=F.a.) /__/__/*

9. *Tumorentfernung en bloc*　　　○ J=Ja　　　○ N=Nein

10. *Örtliche Tumorzelldissemination: Schnitt durch Tumorgewebe*
　　　　　　　　　　　　　　○ N=Nein　　　○ J=Ja

11. *Begleitende Veränderungen (Mehrfachnennung möglich)*

　○ A=Aktinische Keratose　　○ P=Plattenepithelpapillom
　○ I=Begleitende intraepitheliale Neoplasie / Carcinoma in situ
　○ S= Sonstiges _____

Abb. 8.1. Fortsetzung

8.2 Erweiterte Dokumentation

Die in der Organspezifischen Tumordokumentation (Wagner u. Hermanek 1995) zusätzlich zur Minimaldokumentation abgefragten Items sowie sonstige wünschenswerte Fragen sind – soweit sie die Tumorklassifikation betreffen – nachstehend aufgelistet.

Karzinom der Augenlider

- *Tumorgröße (größter und senkrecht dazu stehender horizontaler Durchmesser),*
- *Tumordicke (gemessen am histologischen Schnitt),*
- *Exophytie (Höhe über Hautniveau, gemessen am histologischen Schnitt),*
- *histologischer Tumorrand (verdrängend, diffus-infiltrierend),*
- *entzündliche peritumoröse Infiltration (fehlend, gering, mäßiggradig, stark),*
- *bei invasiven Tumoren: angrenzendes Carcinoma in situ,*
- *pagetoide intraepidermale Ausbreitung,*
- *Lymphgefäßinvasion (nein, ja; intratumoral, extratumoral, beides),*
- *Veneninvasion (nein, ja; intratumoral, extratumoral, beides),*
- *bei Basalzellkarzinom: prozentuale Anteile unterschiedlicher histologischer Strukturen: solid, keratotisch, zystisch, adenoid,*
- *größter Durchmesser der größten regionären Lymphknotenmetastase.*

Malignes Melanom der Augenlider

- *Tumorgröße (größter und dazu senkrecht stehender horizontaler Durchmesser),*
- *Exophytie (Höhe über Hautniveau, gemessen am histologischen Schnitt),*
- *Tumoroberfläche (intakt, erodiert, ulzeriert, krustenbedeckt),*
- *bei Ulzeration: größter horizontaler Durchmesser der Ulzeration,*
- *Pigmentierung des Tumors (amelanotisch, unregelmäßig pigmentiert mit oder ohne Aufhellungszonen, gleichmäßig pigmentiert),*
- *Epithelhyperplasie (nicht ausgeprägt, ausgeprägt),*
- *Tumorprofil (flach, konvex, polypoid),*
- *Regression im Tumor (keine, bis 75%, mehr als 75%),*
- *prozentuale Anteile der Zelltypen: Epitheloidzellen, polygonale Zellen, Spindelzellen, kleinzellige Elemente, Ballonzellen),*
- *Mitoseaktivität (beurteilt nach Mc Govern et al. 1988 oder nach Elder u. Murphy 1991,*

- *lymphozytäre Tumorinfiltration (keine, gering, mäßiggradig, stark),*
- *histologische Umgebungsreaktion (keine oder gering, mäßiggradig, stark),*
- *Desmoplasie,*
- *Lymphgefäßinvasion (nein, ja; intratumoral, extratumoral, beides),*
- *Veneninvasion (nein, ja; intratumoral, extratumoral, beides).*

Karzinom der Konjunktiva

- *größter Tumordurchmesser (in mm),*
- *Tumordicke (gemessen am histologischen Schnitt),*
- *peritumoröse lymphozytäre Entzündung (keine, gering, mäßiggradig, stark),*
- *Lymphgefäßinvasion (nein, ja; intratumoral, extratumoral, beides),*
- *Veneninvasion (nein, ja; intratumoral, extratumoral, beides).*

Malignes Melanom der Konjunktiva

- *Tumordicke (gemessen am histologischen Schnitt),*
- *Tumorpigmentation (amelanotisch, unregelmäßig gering pigmentiert, mäßiggradig pigmentiert, stark pigmentiert),*
- *peritumoröse lymphozytäre Entzündung (nein, gering, mäßiggradig, stark),*
- *Lymphgefäßinvasion (nein, ja; intratumoral, extratumoral, beides),*
- *Veneninvasion (nein, ja; intratumoral, extratumoral, beides).*

Maligne Tumoren des Auges

C Maligne Tumoren der Tränendrüse und der ableitenden Tränenwege

1 Zur Anatomie

1.1 Lokaliation des Primärtumors

Nach der ICD-O-3 (Fritz et al. 2000) gilt für Tränendrüse und ableitende Tränenwege der Morphologiecode C69.5. Nach dem Tumorlokalisationsschlüssel (Wagner 1993) können für die einzelnen Teile der Tränenwege vierstellige Codenummern verwendet werden, während die Tränendrüse mit C69.5 verschlüsselt wird.

Die ableitenden Tränenwege bestehen aus:

1. Tränenkanälchen (Canaliculi lacrimales, Tränenröhrchen): bis zu 1 cm lange Gänge, die an den Puncta lacrimalia der Papillae lacrimales (kleine kegelförmige Erhebungen medial an der Innenkante des Ober- und Unterlides) beginnen und gemeinsam im Tränensack münden. Nur für die Papillae lacrimales ist eine Codenummer vorgesehen (C69.51), die Canaliculi lacrimales werden mit C69.5 verschlüsselt.
2. Tränensack (Saccus lacrimalis) C69.52: liegt in der Fossa lacrimalis, etwa 15 mm lang und ca. 5 mm breit, geht nach unten unmittelbar in den Tränen-Nasen-Gang über.
3. Tränen-Nasen-Gang (Ductus nasolacrimalis) C69.53: geht vom Tränensack durch den Canalis nasolacrimalis in den unteren Nasengang.

1.2 Regionäre Lymphknoten

Die regionären Lymphknoten sind die präaurikulären (Wangen-, Parotis-), submandibulären und Halslymphknoten bis einschließlich supraklavikuläre Lymphknoten (UICC 1997, 1998, 1999, 2001).

2 Histomorphologie (Typing und Grading)

2.1 Systematik des Typings

Maßgeblich ist die 2. Aufl. der WHO-Klassifikation für Tumoren des Auges und seiner Anhänge (Campbell 1998). Weiter ist der entsprechende Band des AFIP-Atlas (Mc Lean et al. 1994) berücksichtigt.

Die *malignen Tumoren der Tränendrüse* ähneln jenen der Speicheldrüse. In der WHO-Klassifikation für Augentumoren sind angeführt:

Histologischer Typ	ICD-O-Codenummer
1. Karzinome	
Karzinom in pleomorphem Adenom	8941/3
Adenoid-zystisches Karzinom	8200/3
Mukoepidermoidkarzinom	8430/3
Adenokarzinom	8140/3
2. Maligne Lymphome	s. Band 5 dieser Buchreihe

Als Adenokarzinom und adenoid-zystisches Karzinom werden hier nur solche Karzinome klassifiziert, bei denen *keine* Anteile eines pleomorphen Adenoms nachweisbar sind; es sind also hier nur „De-novo-Karzinome" zu erfassen. Finden sich neben Strukturen eines Adenokarzinoms oder eines adenoid-zystischen Karzinoms auch solche eines pleomorphen Adenoms, wird der Tumor als Karzinom in pleomorphem Adenom klassifiziert (Seifert 1990).

Die extrem seltenen *malignen Tumoren der ableitenden Tränenwege* ähneln jenen der Nasenhöhle und der Nasennebenhöhlen. Die meisten entstehen auf dem Boden vorbestehender Papillome. Tabelle 2.1 zeigt die in der WHO-Klassifikation der Augentumoren angeführten.

Tabelle 2.1. Maligne Tumoren der ableitenden Tränenwege

Histologischer Typ	ICD-O-Codenummer
1. Maligne epitheliale Tumoren	
Plattenepithelkarzinom	8070/3
Schneider-Karzinom[a]	8121/3
Adenokarzinom	8140/3
Onkozytäres Karzinom	8290/3
Mukoepidermoidkarzinom	8430/3
Adenoid-zystisches Karzinom	8200/3
Undifferenziertes Karzinom	8020/3
2. Malignes Melanom[b]	8720/3
3. Maligne Lymphome	s. Band 5 dieser Buchreihe

[a] In der WHO-Klassifikation der Augentumoren (Campbell 1998) wird von „Transitionalzellkarzinom" gesprochen. Für diesen Tumor ist aber entsprechend der WHO-Klassifikation für Tumoren des oberen Respirationstraktes und Ohres (Shanmugaratnam 1991), die insbesondere auch die Tumoren der Nasenhöhle und der Nasennebenhöhlen behandelt, die Bezeichnung Schneider-Karzinom Vorzugsbezeichnung. Auch in der ICD-O-3 (Fritz et al. 2000) ist die Bezeichnung Schneider-Karzinom für Tumoren der Nasenhöhle und der Nasennebenhöhlen Vorzugsbezeichnung, während das Übergangszell-(Transitionalzell-)karzinom überwiegend Tumoren des Urothels zugeordnet wird.

[b] In der WHO-Klassifikation für Augentumoren ist eine Subklassifikation des malignen Melanoms bei Tumoren der Tränenwege nicht vorgesehen

2.2 Alphabetisches Verzeichnis der anerkannten Karzinomtypen mit Definitionen und Hinweisen zur Klinik

Hierzu s. Tabelle 2.2.

Tabelle 2.2. Alphabetisches Verzeichnis der anerkannten Karzinomtypen mit Definitionen und Hinweisen zur Klinik

Vorzugsbezeichnung/ ICD-O-Codenummer	Lokalisation (D Tränendrüse, W ableitende Tränenwege)	Definition	Hinweise zur Klinik
Adenoidzystisches Karzinom/ 8200/3	D, W	Maligner Tumor mit unterschiedlichem Wachstumsverhalten (glandulär-kribriform, tubulär und solid) und 2 Zelltypen (gangauskleidend, myoepithelial) in verschiedenen Kombinationen, keine Residuen eines pleomorphen Adenoms, sehr charakteristische perineurale und perivaskuläre Ausbreitung	Relativ langsames Wachstum, ausgeprägte Rezidivneigung. Häufigstes Karzinom der Tränendrüse (50–60%). Prognose etwas besser als bei Adenokarzinom
Adenokarzinom/ 8140/3	D, W	Karzinom mit drüsiger Differenzierung, das nicht in andere angeführte Karzinome mit drüsigen Anteilen einzuordnen ist, keine Reste eines pleomorphen Adeoms	In der Regel rasches Wachstum. Weniger als 20% der Karzinome der Tränendrüse, sehr selten in Tränenwegen
Karzinom in pleomorphem Adeom/8941/3	D	Karzinom, in dem noch Areale eines pleomorphen Adenoms gefunden werden. Karzinomkomponente unterschiedlich: undifferenziert, duktal, vom Typ des polymorphen Low-grade-Adenokarzinoms	Etwa 20% der Tränendrüsenkarzinome, beste Prognose unter den Tränendrüsenkarzinomen
Mukoepidermoidkarzinom/8430/3	D, W	Karzinom charakterisiert durch plattenepitheliale und schleimproduzierende Zellen sowie Zellen vom intermediären Typ; keine Reste eines pleomorphen Adenoms	Im Allgemeinen bessere Prognose als bei Adenokarzinom und adenoid-zystischem Karzinom
Onkozytäres Karzinom/ 8290/3	W	Tumor bestehend aus malignen onkozytären Zellen (polyedrisch, eosinophiles Zytoplasma, kleine dunkle Kerne)	Extrem seltener Tumor

Tabelle 2.2. (Fortsetzung)

Vorzugsbezeichnung/ ICD-O-Codenummer	Lokalisation (D Tränendrüse, W ableitende Tränenwege)	Definition	Hinweise zur Klinik
Plattenepithelkarzinom/ 8070/3	W	Maligner Tumor mit plattenepithelialer Differenzierung (Keratinbildung und/oder Interzellularbrücken). In der Regel aus Plattenepithelpapillom entstehend und mit papillärem Wachstum	Häufigster Tumor der Tränenwege, üblicherweise mäßig differenziert, Neigung zu Ausbreitung entlang der Schleimhautoberfläche
Schneider-Karzinom/ 8121/3	W	Maligner epithelialer Tumor, der überwiegend aus Zellen vom Typ des respiratorischen Epithels besteht und meist auf dem Boden eines Papilloms entsteht, fokal auch Plattenepithelmetaplasie	Gewöhnlich exophytisch, Verhalten ähnlich Plattenepithelkarzinom
Undifferenziertes Karzinom/8020/3	W	Maligner Tumor ohne Zeichen einer speziellen Differenzierung und ohne Reste eines pleomorphen Adenoms	Extrem seltener Tumor

2.3 Alphabetische Liste von Synonymen sowie veralteter und obsoleter Bezeichnungen, soweit sie Karzinome betreffen

Hierzu s. Tabelle 2.3. In eckige Klammern gesetzte Bezeichnungen sollen nicht verwendet werden.

Tabelle 2.3. Alphabetische Liste von Synonymen sowie veralteter und obsoleter Bezeichnungen, soweit sie Karzinome betreffen

Bezeichnung	Vorzugsbezeichnung	ICD-O-Codenummer
Adenozystisches Karzinom	Adenoid-zystisches Karzinom	8200/3
[Nichtverhornendes Karzinom][a]	Schneider-Karzinom	8121/3
Sinonasales Karzinom	Schneider-Karzinom	8121/3
Transitionalzellkarzinom	Schneider-Karzinom	8121/3
Übergangszellkarzinom	Schneider-Karzinom	8121/3
Zylinderzellkarzinom	Schneider-Karzinom	8121/3
[Zylindrom][b]	Adenoid-zystisches Karzinom	8200/3
Zystadenoides Karzinom	Adenoid-zystisches Karzinom	8200/3

[a] Diese Bezeichnung sollte wegen der Verwechslungsmöglichkeiten mit Plattenepithelkarzinom nicht verwendet werden.
[b] Wegen fehlender Aussage zur Dignität zu vermeidende Bezeichnung

2.4 Grading (Heenan et al. 1996; Mc Lean et al. 1994; Wagner u. Hermanek 1995)

Grading in 4 Kategorien (G1 gut differenziert, G2 mäßiggradig differenziert, G3 schlecht differenziert, G4 undifferenziert) oder in 2 Kategorien (Low grade, High grade) möglich

Zweistufiges Grading für klinische Zwecke ausreichend und besser reproduzierbar

Bei unterschiedlichen Differenzierungsgraden erfolgt die Einordnung nach dem ungünstigsten Differenzierungsgrad (unbeschadet der quantitativen Verhältnisse)!

Tumoren, bei denen kein Grading vorgesehen ist

- *Malignes Melanom*
- *Onkozytäres Karzinom*

Tumoren, deren Differenzierungsgrad sich aus dem Tumortyp ergibt

- *Undifferenziertes Karzinom: G4/High grade*
- *Schneider-Karzinom: G3/High grade*

Kriterien für Grading

- *Karzinom in pleomorphem Adenom: das Grading richtet sich nach dem Typ der Karzinomkomponente*
  - Polymorphes Low-grade-Adenokarzinom: Low grade
  - Duktales Karzinom: High grade
  - Undifferenziertes Karzinom: High grade
- *Adenozystisches Karzinom*
  - Überwiegend solide Strukturen: G3/High grade
  - Sonstige Formen: G2/Low grade
- *Adenokarzinom*
  - Sehr ähnlich normalem Drüsenepithel: G1/Low grade
  - Weder Charakteristika von G1 noch G3: G2/Low grade
  - Drüsenbildung nur mit Mühe erkennbar, wenigstens stellenweise starke Kernpolymorphie und reichlich Mitosen: G3/High grade
- *Mukoepidermoidkarzinom (Seifert 1990)*
  - Low grade: mehr als 50% des Tumors besteht aus schleimproduzierenden und gut differenzierten epidermoiden Zellen, Mitosen fehlend oder nur gelegentlich, minimale Kernpolymorphie
  - High grade: wenn nicht alle Kriterien von Low grade zutreffen
- *Plattenepithelkarzinom*
  - G1: Sehr ähnlich normalem Plattenepithel, deutliche Schichtung, reichlich Verhornung, gut erkennbare Interzellularbrücken, wenig Mitosen
  - G2: Weder Charakteristika von G1 noch von G3
  - Low grade: G1 oder G2
  - G3 oder High grade: Schichtung und Verhornung fehlend oder nur minimal ausgeprägt, nur minimale und schwer erkennbare Interzellularbrücken, reichlich Mitosen

Bezüglich Grading maligner Lymphome s. Band 5 (Lymphome und Leukämien) dieser Buchreihe.

3 Anatomische Ausbreitung vor Therapie

Eine TNM-Klassifikation ist nur für die Karzinome der Tränendrüse (nicht die der ableitenden Tränenwege) vorgesehen (UICC 1997, 1998, 1999, 2001; Wagner u. Hermanek 1995). Die derzeitige UICC-Klassifikation (5. Auflage) gilt bis 31.12.2002, danach ist die 6. Auflage (UICC 2002) anzuwenden.

Bei den Tumortypen, für die eine TNM-Klassifikation nicht vorgesehen ist, wird die anatomische Ausbreitung in 4 Kategorien beschrieben:

- In situ (nichtinvasiv, intraepithelial),
- lokalisiert: begrenzt auf das Ursprungsorgan,
- regionär: Metastasierung in regionäre Lymphknoten und/oder direkte kontinuierliche Ausbreitung auf die Nachbarschaft,
- Fernmetastasen (einschl. Metastasen in nichtregionäre Lymphknoten).

T/pT-Klassifikation, gültig bis 31.12.2002

(p)TX: Primärtumor kann nicht beurteilt werden

(p)T0: Kein Anhalt für Primärtumor

(p)T1: Tumor 2,5 cm oder weniger in größter Ausdehnung, beschränkt auf Tränendrüse

(p)T2: Tumor 2,5 cm oder weniger in größter Ausdehnung, mit Infiltration des Periosts der Fossa glandulae lacrimalis

(p)T3: Tumor mehr als 2,5 cm, aber nicht mehr als 5 cm in größter Ausdehnung

- *(p)T3a: Tumor begrenzt auf Tränendrüse*
- *(p)T3b: Tumor infiltriert Periost der Fossa glandulae lacrimalis*

(p)T4: Tumor mehr als 5 cm in größter Ausdehnung

- (p)T4a: *Tumor infiltriert orbitales Weichgewebe, N. opticus oder Augapfel, jedoch keine Knocheninfiltration*
- (p)T4b: *Tumor infiltriert orbitales Weichgewebe, N. opticus oder Augapfel, zusätzlich Knocheninfiltration*

Erfordernisse für pT

pT1–4a: Pathologische Untersuchung des Primärtumors mit makroskopisch tumorfreien Resektionsrändern.
pT4b: Mikroskopische Bestätigung einer Knocheninfiltration.

Erläuterung

Invasion von Lymphgefäßen oder Venen wird in der pT/pT-Klassifikation nicht berücksichtigt.

T/pT-Klassifikation, gültig ab 01.01.2003

(p)TX: Primärtumor kann nicht beurteilt werden

(p)T0: Kein Anhalt für Primärtumor

(p)T1: Tumor 2,5 cm oder weniger in größter Ausdehnung, beschränkt auf Tränendrüse

(p)T2: Tumor mehr als 2,5 cm, aber nicht mehr als 5 cm in größter Ausdehnung, beschränkt auf Tränendrüse

(p)T3: Tumor infiltriert Periost

- (p)T3a: *Tumor nicht mehr als 5 cm in größter Ausdehnung, mit Infiltration des Periosts der Fossa glandulae lacrimalis*
- (p)T3b: *Tumor größer als 5 cm in größter Ausdehnung, mit Periostinfiltration*

(p)T4: Tumor infiltriert orbitales Weichgewebe, N. opticus oder Augapfel, mit oder ohne Knocheninfiltration, oder Tumor infiltriert jenseits der Orbita in angrenzende Strukturen einschließlich Gehirn

N/pN- und M/pM-Klassifikation

Identisch mit der Klassifikation bei Karzinomen der Augenlider, s. S. 176–178.

Schema zur TNM/pTNM-Klassifikation bei Karzinomen der Tränendrüse

		TNM	pTNM
Primär-tumor bis 31.12. 2002	Primärtumor kann nicht beurteilt werden	○ TX	○ pTX
	Kein Anhalt für Primärtumor	○ T0	○ pT0
	Tumor ≤2,5 cm		
	Tumor beschränkt auf Tränendrüse	○ T1	○ pT1
	Tumor mit Infiltration des Periosts der Fossa glandulae lacrimalis	○ T2	○ pT2
	Tumor >2,5–5 cm	○ T3	○ pT3
	Tumor beschränkt auf Tränendrüse	○ T3a	○ pT3a
	Tumor mit Infiltration des Periosts der Fossa glandulae lacrimalis	○ T3b	○ pT3b
	Tumor >5 cm mit Infiltration des orbitalen Weichgewebes, N. opticus oder Augapfels	○ T4	○ pT4
	ohne Knocheninfiltration	○ T4a	○ pT4a
	mit Knocheninfiltration	○ T4b	○ pT4b
Primär-tumor ab 01.01. 2003	Tumor begrenzt auf Tränendrüse		
	≤2,5 cm	○ T1	○ pT1
	>2,5–5 cm	○ T2	○ pT2
	Tumor infiltriert Periost		
	≤5 cm	○ T3a	○ pT3a
	>5 cm	○ T3b	○ pT3b
	Tumor infiltriert orbitales Weichgewebe, N. opticus oder Augapfel, mit oder ohne Knocheninfiltration	○ T4	○ pT4
	Tumor infiltriert jenseits Orbita in angrenzende Strukturen einschl. Gehirn	○ T4	○ pT4
Regionäre Lymph-knoten	Regionäre Lymphknoten können nicht beurteilt werden	○ NX	○ pNX
	Keine regionären Lymphknotenmetastasen	○ N0	○ pN0
	Regionäre Lymphknotenmetastasen	○ N1	○ pN1

Fernmeta- *Vorliegen von Fernmetastasen kann nicht*		
stasen *beurteilt werden*	○ MX	○ pMX
Keine Fernmetastasen	○ M0	○ pM0
Fernmetastasen	○ M1	○ pM1

```
TNM:   T_____   N_____   M_____
pTNM:  pT_____   pN_____   pM_____
```

Eine Stadiengruppierung wird derzeit nicht empfohlen!

C-Faktor

Primärtumor

- *C1: klinische Untersuchung,*
- *C2: Sonographie, CT, MRT (Orbita, Nebenhöhlen),*
- *C3: Probefreilegung einschl. Biopsie;*

Regionäre Lymphknoten

- *C1: klinische Untersuchung,*
- *C2: Sonographie, CT, MRT, Biopsie, Zytologie,*
- *C3: chirurgische Exploration einschl. Biopsie und Zytologie;*

Fernmetastasen

- *C1: klinische Untersuchung, Standard-Röntgenaufnahmen,*
- *C2: Röntgenaufnahmen in speziellen Projektionen, konventionelle Schichtaufnahmen, CT, Sonographie, MRT, nuklearmedizinische Untersuchungen, Biopsie, Zytologie,*
- *C3: chirurgische Exploration einschl. Biopsie und Zytologie.*

4 Residualtumor-(R-)Klassifikation

Identisch mit der Klassifikation bei Tumoren der Augenlider und der Konjunktiva, s. S. 207–208.

5 Klinische Anwendung: Algorithmen zu Diagnostik und Therapie

5.1 Maligne Tumoren der Tränendrüse

▬▬ Diagnose (Jakobiec 1982; Janecka et al. 1984; Lommatzsch 1999; Naumann 1997; Rohrbach u. Lieb 1998)

Notwendige Untersuchungen:

- Anamnese und allgemeine Untersuchung,
- Ultraschalluntersuchung,
- Computertomographie,
- Kernspintomographie.

Im Einzelfall nützliche Untersuchungen:

- Probebiopsie,
- Angiographie,
- Positronen-Emissions-Tomographie (Spraul et al. 2001).

Das Management von Raumforderungen im Bereich der Fossa lacrimalis ist in der Abb. 5.1 anhand eines Flowcharts dargestellt.

▬▬ Therapie (Jakobiec 1982, Janecka et al. 1984; Lommatzsch 1999; Naumann 1997; Rohrbach u. Lieb 1998)

- Primäres Adenokarzinom: Orbitale Exenteration mit „neck dissection" und Parotidektomie mit postoperativer Bestrahlung.
- Mukoepidermoides Adenokarzinom: Orbitale Exenteration mit postoperativer Bestrahlung.

Tumoren der Tränendrüse und -wege

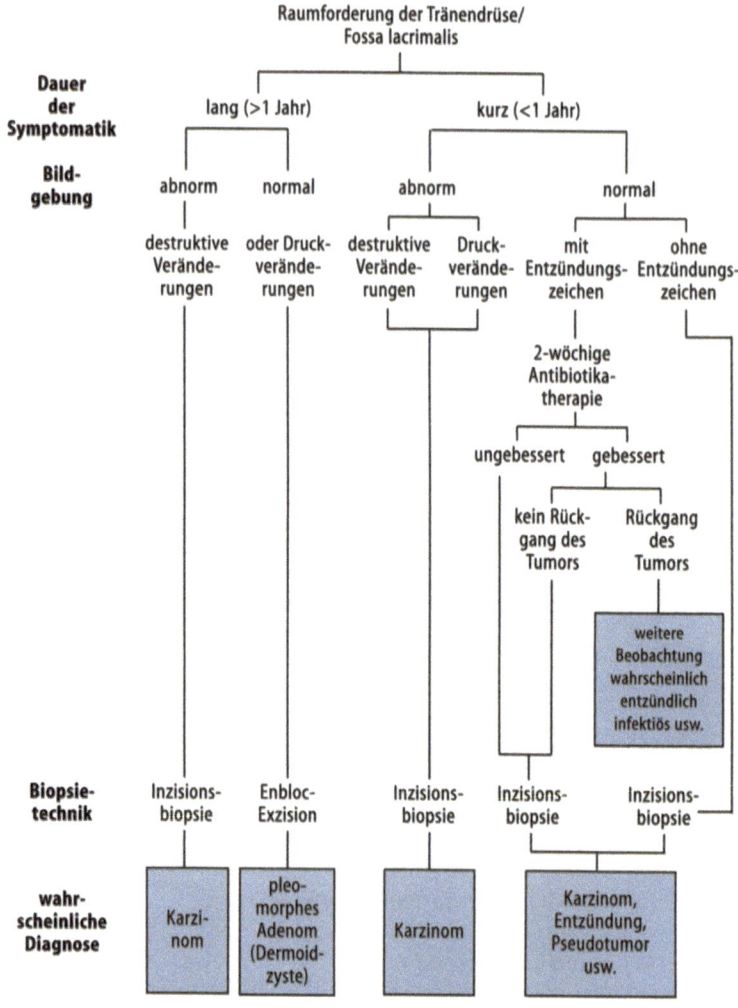

Abb. 5.1. Management von Raumforderungen im Bereich der Fossa lacrimalis

- Karzinomentwicklung in einem pleomorphen Adenom: Tumorexstirpation mit postoperativer Bestrahlung.
- Adenoid-zystisches Karzinom: Tumorresektion (En-bloc-Resektion, Exenteration, Hemifaziektomie) mit postoperativer Bestrahlung.

5.2 Maligne Tumoren der ableitenden Tränenwege

Diagnose (Flanagan u. Stokes 1978; Hornblass et al. 1980; Lommatzsch 1999; Naumann 1997; Rohrbach u. Lieb 1998)

Notwendige Untersuchungen:

- Anamnese und allgemeine Untersuchung,
- Ultraschalluntersuchung,
- Dacryozystographie,
- Computertomographie,
- Kernspintomographie.

Im Einzelfall nützliche Untersuchungen:

- Probebiopsie,
- Positronen-Emissions-Tomographie.

Therapie (Flanagan u. Stokes 1978; Hornblass et al. 1980; Jakobiec 1982; Lommatzsch 1999; Naumann 1997; Rohrbach u. Lieb 1998)

- Epitheliale Tumoren: Exstirpation des Tumors einschließlich einer Resektion der umgebenden knöchernen Strukturen.
- Lymphom: Bei lokalisiertem Prozess sind eine Radiatio und bei generalisiertem Prozess eine Chemotherapie indiziert.

6 Prognosefaktoren
(Mc Lean et al. 1994; Rosai 1996; UICC 1995)

Neben der anatomischen Ausbreitung (TNM, pTNM, R) ist bei Karzinomen der Tränendrüse der histologische Typ von Bedeutung. Die beste Prognose hat das Karzinom im pleomorphem Adenom, die schlechteste das Adenokarzinom. Weitere tumorbezogene Prognosefaktoren sind nicht bekannt.

Für Karzinome der ableitenden Tränenwege sind wegen der Seltenheit außer der anatomischen Ausbreitung weitere tumorbezogene Prognosefaktoren nicht bekannt.

7 Klinische Information für die histopathologische Begutachtung

Sowohl bei Biopsien als auch bei Tumorresektionen empfiehlt sich für die Information des Pathologen das in Abb. 7.1 dargestellte Formblatt.

Personaldaten		Einsender
Lokalisation	○ Tränendrüse ○ Tränensack	○ Tränenkanälchen ○ Tränen-Nasen-Gang
Seitenlokalisation	○ Rechts	○ Links
Größte Ausdehnung	/_____/, /_____/ cm	
Ausbreitung	○ Beschränkt auf Tränendrüse ○ Infiltration des Periosts der Fossa glandulae lacrimalis ○ Infiltration in orbitales Weichgewebe ○ Infiltration des N. opticus ○ Infiltration des Augapfels ○ Knocheninfiltration ○ Infiltration jenseits Orbita (Nasennebenhöhlen, Gehirn)	
Bei Inzisionsbiopsien:	Zahl der Biopsiepartikel /_____/	
Bei Tumorresektion:	Entfernung en bloc (in einem Stück) ○ Ja ○ Nein / Wieviele Teile /_____/	

Klinische R-Klassifikation:
Makroskopischer Residualtumor ○ Nein ○ Ja
Wenn ja, Lokalisation des Residualtumors ○ Lokoregionär
  ○ Fernmetastasen / Lokalisation _____
Mikroskopische Bestätigung des Residualtumors ○ Ja ○ Nein

Bei Entfernung von regionären Lymphknoten:

Lokalisation	Nach klinischer Beurteilung	
	tumorfrei	tumorbefallen
_____	○	○
_____	○	○
_____	○	○

Abb. 7.1. Formblatt für klinische Informationen zur histopathologischen Untersuchung von Tumoren der Tränendrüse und der ableitenden Tränenwege

8 Dokumentation

8.1 Minimaldokumentation

Entsprechend der Tumorbasisdokumentation (Dudeck et al. 1999) sind zur Tumorklassifikation zu dokumentieren:

1. Lokalisation des Primärtumors (einschl. Seitenlokalisation).
2. Histologischer Tumortyp einschl. Angaben über etwaige Bestätigung der Tumorhistologie durch andere Institution(en).
3. Histopathologisches Grading.
4. Anatomische Ausbreitung vor Therapie (nur bei Tränendrüse)
   - klinischer TNM-Befund,
   - pathologischer TNM-Befund (pTNM),
   - definitives M (Gesamt-M). Bei Unterschieden zwischen der klinisch festgehaltenen M-Kategorien und der pathologischen pM-Kategorie ist jeweils im Einzelfall unter Berücksichtigung der klinischen Gesamtsituation festzuhalten, welche Kategorie für die Gesamtbeurteilung gilt.
5. Weitere Angaben zu regionären Lymphknoten
   - Zahl untersuchter regionärer Lymphknoten,
   - Zahl befallener regionärer Lymphknoten,
   - (fakultativ) Lokalisation regionärer Lymphknotenmetastasen.
6. Weitere Angaben zu Fernmetastasen
   - Lokalisation.
7. Anatomische Ausbreitung nach Therapie
   - Residualtumor-(R-)Klassifikation,
   - Lokalisation des Residualtumors.

Ein Formblatt für die Zusammenfassung der histopathologischen Begutachtung nach operativer Entfernung von malignen Tumoren der Tränendrüse und der ableitenden Tränenwege zeigt Abb. 8.1.

Tumoren der Tränendrüse und -wege

Personaldaten		Einsender

Untersuchungsmaterial
- L=Lokale Exzision
- E=Enukleation
- V=Eviszeration

Länge des mitresezierten N. opticus /__/__/ mm

1. Lokalisation
- Papillae lacrimales (C69.51)
- Tränensack (C69.52)
- Tränendrüse (C69.5)
- Tränenkanälchen (C69.5)
- Tränen-Nasen-Gang (C69.53)

C ⬜⬜ , ⬜⬜

Seitenlokalisation
- R=Rechts
- L=Links

2. Histologischer Typ
- Karzinom in pleomorphem Adenom 8941/3
- Adenoid-zystisches Karzinom 8200/3
- Mukoepidermoidkarzinom 8430/3
- Adenokarzinom 8140/3
- Plattenepithelkarzinom 8070/3
- Schneider-Karzinom 8121/3
- Onkozytäres Karzinom 8290/3
- Undifferenziertes Karzinom 8020/3
- Malignes Melanom 8720/3
- Sonstiger Tumortyp _____

3. Histologisches Grading
- G1
- G2
- G3
- G4
- L= Low grade
- High grade
- GX
- G0 Grading (Grading nicht vorgesehen)

4. Bei Karzinomen der Tränendrüse: pTNM-Klassifikation

(y)_____ pT_____ (m) _____

y   pT   m

pN_____ pM_____

pN   pM

Zahl untersuchter regionärer Lymphknoten

Zahl befallener regionärer Lymphknoten

Fakultative zusätzliche Angaben zu pN und pM

zu pN0 und pM0

pN0   i   mol

- 1=i–
- 2=i+
- 3=mol–
- 4=mol+
- E=Entfällt (ungleich pN0 bzw. pM0)
- X= Nicht untersucht

pM0

zu pN1 und pM1

pN1

- 1=mi
- E=Entfällt (ungleich pN1 bzw. pM1)
- X=F.A.

pM1

Abb. 8.1. Zusammenfassung der histopathologischen Begutachtung bei operativer Entfernung von malignen Tumoren der Tränendrüse und der ableitenden Tränenwege

> 5. *Bei Tumoren der Tränenwege: Angaben zur Tumorausbreitung vor Therapie*
>   - K=Knocheninfiltration   o O=Infiltration des orbitalen Weichgewebes
>   - A=Infiltration des Augapfels   o N=Infiltration der Nasennebenhöhlen
>   - S=Infiltration sonstiger Nachbarstrukturen
>
> 6. *Daten zur R-Klassifikation*
>   a) Befunde an Resektionslinien
>   o F=Tumorfrei   o T=Tumor   o X=Nicht untersucht
>   b) Falls verbindliche Angaben über die klinische R-Klassifikation vorliegen:
>   Definitive R-Klassifikation   R ☐☐
>   o Kein Residualtumor (R0)
>   o Nur mikroskopischer Residualtumor (R1)
>   o Makroskopischer Residualtumor, mikrosk. nicht bestätigt (R2a)
>   o Makroskopischer Residualtumor, mikrosk. bestätigt (R2b)
>   Falls Residualtumor, Lokalisation   N=Nein   J=Ja
>
>   Lokoregionär   o   o
>   Fernmetastasen   o   o
>
> 7. *Mikroskopisch gemessene minimale Entfernung des Tumors*
>   *zu den Resektionslinien in mm (XX=F.A.) /__/__/*
>
> 8. *Tumorentfernung en bloc*   o J=Ja   o N=Nein
>
> 9. *Örtliche Tumorzelldissemination: Schnitt durch Tumorgewebe*
>   o N=Nein   o J=Ja

Abb. 8.1. (Fortsetzung)

8.2 Erweiterte Dokumentation

Zusätzliche Items, die für die Tumorklassifikation von Bedeutung sind und optional im Rahmen einer erweiterten Dokumentation abgefragt werden sollten, sind:

- Größter Durchmesser des Primärtumors,
- bei regionären Lymphknotenmetastasen: größter Durchmesser der größten Lymphknotenmetastase, perinoduläres Wachstum.

II Maligne Tumoren des Auges

D Maligne Tumoren des extrakraniellen N. opticus

Als maligner Tumor des extrakraniellen N. opticus (Lokalisations-Codenummer C72.3) wird in der WHO-Klassifikation der Tumoren des Auges und seiner Anhänge (Campbell 1998) nur das Glioblastoma (multiforme) (Synonym High-grade-Astrozytom, ICD-O-Codenummer 9440/3) angeführt. Näheres hierzu s. S. 33. Es handelt sich um einen seltenen hochmalignen Tumor (WHO-Grad IV) des Erwachsenen. Stets sollte ausgeschlossen werden, dass es sich nicht um die Ausbreitung eines entsprechenden Primärtumors des Frontallappens in den N. opticus handelt. Eine TNM-Klassifikation ist für diesen Tumor nicht vorgesehen.

II Maligne Tumoren des Auges

E Maligne Tumoren der Orbita

Als Tumoren der Orbita sind jene der Weichteile der Orbita, jedoch ohne Augapfel, N. opticus und Augenanhangsgebilde (Tränendrüse und ableitende Tränenwege) und jene der knöchernen Wand der Orbita (einschl. Periost) zusammengefasst.

Zur Verschlüsselung der *Lokalisation des Primärtumors* stehen folgende Codenummern zur Verfügung (Fritz et al. 2000; Wagner 1993):

Weichteile der Orbita: C69.6,

knöcherne Wand der Orbita: C41.0

- *Maxilla: C41.05,*
- *Os frontale: C41.01,*
- *Os zygomaticum: C41.06,*
- *Os ethmoidale: C41.07,*
- *Os lacrimale, Os palatum: C41.03,*
- *Os sphenoidale: C41.08.*

Die *regionären Lymphknoten* entsprechen jenen für die intraokulären Tumoren, s. S. 97.

Bezüglich *histologischer Typisierung und Grading* wird auf die WHO-Klassifikation für Weichteiltumoren (Weiss 1994) und für Knochentumoren (Schajowicz 1993) sowie auf den Band 5 (Lymphome und Leukämien) dieser Buchreihe verwiesen. Weitere Literatur zu Weichteil- und Knochentumoren s. Enzinger u. Weiss 1995; Freyschmidt et al. 1998; Henderson 1994; Lee 1999; Naumann 1997; Polednak u. Flannery 1995; Weiss u. Brooks 1997. Häufigste maligne Tumoren der Weichteile der Orbita sind beim Erwachsenen maligne Lymphome, beim Kind Rhabdomyosarkome.

Nachstehend wird die TNM-Klassifikation für Sarkome der Orbita dargestellt, die sowohl für maligne Tumoren der Weichteile der Orbita als auch solche der knöchernen Orbitalwand gilt (UICC 1997, 1998, 1999, 2001). Die derzeitige UICC-Klassifikation (5. Auflage) gilt bis 31.12.2002, danach ist die 6. Auflage der TNM-Klassifikation (UICC 2002) anzuwenden.

TNM/pTNM-Klassifikation für Sarkome der Orbita – T/pT-Klassifikation, gültig bis 31.12.2002

(p)TX: Primärtumor kann nicht beurteilt werden

(p)T0: Kein Anhalt für Primärtumor

(p)T1: Tumor 15 mm oder weniger in größter Ausdehnung

(p)T2: Tumor mehr als 15 mm in größter Ausdehnung

(p)T3: Weichteiltumor: Tumor jeder Größe mit *diffuser* Infiltration des Orbitalgewebes und/oder Infiltration der knöchernen Wand der Orbita.
Knochentumoren: Tumor jeder Größe mit Infiltration der orbitalen Weichteile.
Diese beiden Formulierungen weichen von der unklaren Formulierung in der TNM-Klassifikation (UICC 1997) ab, stehen aber in Übereinstimmung mit dem TNM-Supplement (UICC 2001)

(p)T4: Tumor infiltriert über die Orbita hinaus in die benachbarten Nebenhöhlen und/oder in die Schädelhöhle

T/pT-Klassifikation, gültig ab 01.01.2003

(p)TX: Primärtumor kann nicht beurteilt werden

(p)T0: Kein Anhalt für Primärtumor

(p)T1: Tumor 15 mm oder weniger in größter Ausdehnung

(p)T2: Tumor mehr als 15 mm in größter Ausdehnung, ohne Infiltration des Augapfels.
Bei Weichteiltumoren: keine Infiltration der knöchernen Wand der Orbita.
Diese Formulierungen weichen von der unklaren Formulierung in der TNM-Klassifikation (UICC 2002) ab, steht aber in Übereinstimmung mit dem TNM-Supplement (UICC 2001)

(p)T3: Weichteiltumor: Tumor jeder Größe mit *diffuser* Infiltration des Orbitalgewebes und/oder Infiltration der knöchernen Wand der Orbita.
Knochentumor: Tumor jeder Größe mit Infiltration der orbitalen Weichteile.
Diese Formulierungen weichen von der unklaren Formulierung in der TNM-Klassifikation (UICC 2002) ab, stehen aber in Übereinstimmung mit dem TNM-Supplement (UICC 2001)

(p)T4: Tumor infiltriert Augapfel oder periorbitale Strukturen wie Augenlid, Fossa temporalis, Nasennebenhöhlen und/oder ZNS

Erfordernisse für pT

pT1–3: Pathologische Untersuchung des Primärtumors mit histologisch tumorfreien Resektionsrändern.
pT4: mikroskopische Bestätigung von Tumor in Nasennebenhöhlen oder Schädelhöhle.

N/pN- und M/pM-Klassifikation

Identisch mit jener für intraokuläre Tumoren, s. S. 110–112.

Schema zur TNM/pTNM-Klassifikation bei Orbitasarkomen

		TNM	pTNM
Primär-	Primärtumor kann nicht beurteilt werden	○ TX	○ pTX
tumor	Kein Anhalt für Primärtumor	○ T0	○ pT0
	Tumoren der Weichteile der Orbita		
	Tumor begrenzt auf Orbitalweichteile		
	≤15 mm	○ T1	○ pT1
	>15 mm	○ T2	○ pT2
	Tumor mit *diffuser* Infiltration der Weichteile	○ T3	○ pT3

	Tumor mit Infiltration der knöchernen Orbitalwand	○ T3	○ pT3
	Tumor mit Infiltration des Augapfels oder von periorbitalen Strukturen wie Augenlid, Fossa temporalis, Nasennebenhöhlen und/oder Schädelhöhle/ZNS	○ T4	○ pT4

Tumoren der knöchernen Orbitalwand

Tumor begrenzt auf Knochen der Orbita			
≤15 mm		○ T1	○ pT1
>15 mm		○ T2	○ pT2
Tumor mit Infiltration der orbitalen Weichteile		○ T3	○ pT3
Tumor mit Infiltration des Augapfels oder von periorbitalen Strukturen wie Augenlid, Fossa temporalis, Nasennebenhöhlen und/oder Schädelhöhle/ZNS		○ T4	○ pT4

Regionäre Lymphknoten	Regionäre Lymphknoten können nicht beurteilt werden	○ NX	○ pNX
	Keine regionären Lymphknotenmetastasen	○ N0	○ pN0
	Regionäre Lymphknotenmetastasen	○ N1	○ pN1
Fernmetastasen	Vorliegen von Fernmetastasen kann nicht beurteilt werden	○ MX	○ pMX
	Keine Fernmetastasen	○ M0	○ pM0
	Fernmetastasen	○ M1	○ pM1

```
TNM:   T_____   N_____   M_____
pTNM:  pT_____   pN_____   pM_____
```

Eine Stadiengruppierung wird derzeit nicht empfohlen!

C-Faktor:

Primärtumor

- *C1: klinische Untersuchung,*
- *C2: Sonographie, CT, MRT (Orbita, Nebenhöhlen!),*
- *C3: Probefreilegung einschl. Biopsie;*

Regionäre Lymphknoten

- *C1: klinische Untersuchung,*
- *C2: Sonographie, CT, Biopsie, Zytologie,*
- *C3: chirurgische Exploration einschl. Zytologie und Biopsie;*

Fernmetastasen

- *C1: klinische Untersuchung, Standard-Röntgenaufnahmen,*
- *C2: Röntgen in speziellen Projektionen, konventionelle Schichtaufnahmen, CT, Sonographie, MRT, nuklearmedizinische Untersuchungen (Knochen!), Biopsie, Zytologie,*
- *C3: chirurgische Exploration einschl. Biopsie und Zytologie.*

Literatur

Anders M, Krantz H, Spörl E (1994) Kryotherapie von malignen Lidtumoren. Aktuel Augenheilkd 19:113–115

Augsburger JJ, Shields JA (1984) Fine needle aspiration biopsy of solid intraocular tumors: indications, instrumentation, and techniques. Ophthalmic Surg 15: 34–40

Balch CM, Buzaid AC, Atkins MB et al. (2000) A new American Joint Committee on Cancer staging system for cutaneous melanoma. Cancer 88:1485–1491

Benhamou E, Borges J, Tso MOM (1989) Magnetic resonance imaging in retinoblastoma and retinocytoma: a case report. J Pediatr Ophthalmol Strabismus 26: 276–280

Callender GR (1931) Malignant melanocytic tumors of the eye: a study of histologic types in 111 cases. Trans Am Acad Opthalmol Otolaryngol 36:131–142

Campbell RJ (1998) Histological typing of tumours of the eye and its adnexa, 2nd ed. WHO International Histological Classification of Tumours. Springer, Berlin Heidelberg New York

Collin JRO, Allen LH, Garner A, Hungerford JL (1986) Malignant melanoma of the eyelid and conjunctiva. Aust N Z J Ophthalmol 14:29–34

Doxanas MT, Green WR, Iliff CE (1981) Factors in the successful surgical management of basal cell carcinoma of the eyelid. Am J Ophthlmol 91:726–736

Doxanas MT, Green WR (1984) Sebaceous gland carcinoma. Review of 40 cases. Arch Ophthalmol 102:245–249

Dudeck J, Wagner G, Grundmann E, Hermanek P (Hrsg) (1999) Basisdokumentation für Tumorkranke, 5. Aufl. Zuckschwerdt, München Bern Wien New York

Dugel PU, Gill PS, Frangieh GT, Rao NA (1992) Treatment of ocular adnexal Kaposi's sarcoma in acquired immune deficiency syndrome. Ophthalmology 99:1127–1132

Elder DE, Murphy GF (1991) Melanocytic tumors of the skin. Atlas of tumor pathology, 3rd series, fasc. 2. AFIP, Washington DC

Enzinger FM, Weiss SW (1995) Soft tissue tumors, 3rd ed. Mosby, St. Louis Baltimore Boston

Flanagan JC, Stokes DP (1978) Lacrimal sac tumors. Ophthalmology 85:1282–1287

Frauenfelder FT, Wingfield DL (1983) Management of intraepithelial conjunctival tumors and squamous cell carcinomas. Am J Ophthalmol 95:359–365

Freyschmidt J, Ostertag H, Jundt G (1998) Knochentumoren. Klinik Radiologie Pathologie, 2. Aufl. Springer, Berlin Heidelberg New York

Fritz A, Percy C, Jack A, Shanmugaratnam K, Sobin L, Parkin DM, Whelan S (eds) (2000) International classification of diseases for oncology, 3rd ed. WHO, Geneva

Garbe C, Büttner P, Bertz J et al. (1995) Primary cutaneous melanom. Identification of prognostic groups and estimation of individual prognosis for 5093 patients. Cancer 75:2484–2491

Grabowski EF, Abramson DH (1990) Retinoblastoma. In: Pochedly C (ed) Neoplastic diseases of childhood. Harvard University Press, Cambridge MA

Grundmann E, Hermanek P, Wagner G (1997) Tumorhistologieschlüssel. Empfehlungen zur aktuellen Klassifikation und Kodierung der Neoplasien auf der Grundlage der ICD-O, 2. Aufl. Springer, Berlin Heidelberg New York

Gruterich M, Mueller AJ, Ulbig M, Kampik A (1999) Welchen Nutzen hat die transpupillare Thermotherapie bei der Behandlung von flachen posterioren choroidalen Melanomen? Eine systematische Literaturübersicht. Klin Monatsbl Augenheilkd 215:147–151

Harnett AN, Hungerford JL, Lambert GD et al. (1987) Improved external beam radiotherapy for the treatment of retinoblastoma. Br J Radiol 60:753–760

Havers W (1995) Retinoblastom. In: Seeber S, Schütte J (Hrsg) Therapiekonzepte Onkologie, 2. Aufl. Springer, Berlin Heidelberg New York, S 770–775

Heenan PJ, Elder DE, Sobin LH (1996) Histological typing of skin tumours, 2nd ed. WHO International Histological Classification of Tumours. Springer, Berlin Heidelberg New York

Henderson JW (ed) (1994) Orbital tumors, 3rd ed. Lippincott-Raven, Philadelphia

Hermanek P, Wittekind Ch (1994) Seminar: The pathologist and the residual tumour (R) classification. Pathol Res Pract 190:115–123

Hermanek P, Hutter RVP, Sobin LH, Wittekind Ch (1999) Classification of isolated tumor cells and micrometastasis. Cancer 86:2668–2673

Hornblass A, Jakobiec FA, Bosniak S, Flanagan J (1980) The diagnosis and management of epithelial tumors of the lacrimal sac. Ophthalmology 87:476–490

Howarth C, Meyer D, Hustu HO et al. (1980) Stage-related combined modality treatment of retinoblastoma. Cancer 45:851–858

Jakobiec FA (1982) Tumors of the lacrimal gland and lacrimal sac. Trans New Orleans Acad Ophthalmol 30:190–202

Janecka I, Housepian E, Trokel S, Rankow R, Jones I, Jakobiec F (1984) Surgical management of malignant tumors of the lacrimal gland. Am J Surg 148:539–541

Kass LG, Hornblass A (1989) Sebaceous carcinoma of the eyelids. The role of adjunctive cryotherapy in the management of conjunctival pagetoid spread. Ophthalmology 96:1021–1026

Khelfaoni F, Validire P, Auperin A et al. (1996) Histopathologic risk factors in retinoblastoma. Cancer 77:1206–1213

Kingston JE, Hungerford J (1995) Retinoblastoma. In: Peckham M, Pinedo H, Veronesi U (eds) Oxford textbook of oncology. Oxford University Press, Oxford New York Tokyo, pp 2000–2011

Lee WR (1999) Ophthalmic histopathology, 2nd ed. Springer, Berlin Heidelberg New York

Lommatzsch PK (Hrsg) (1999) Ophthalmologische Onkologie. Enke, Stuttgart

Mc Govern VJ, Murad TM (1988) Pathologie des Melanoms (Überblick). In: Balch CM, Milton GW, Shaw HM, Soong SJ (Hrsg) Hautmelanom. Springer, Berlin Heidelberg New York

McLean IW, Burnier MN, Zimmerman LE, Jakobiec FA (1994) Tumors of the eye and ocular adnexa. Atlas of tumor pathology, 3rd series, fasc. 12. AFIP, Washington DC

McLean IW, Sibug M-E, Becker RL, McCurdy JB (1997) Uveal melanoma. The importance of large nucleoli in predicting patient outcome. An automated image analysis study. Cancer 79:982–988

Messmer EP, Heinrich T, Köpping W et al. (1991) Risk factors for metastases in patients with retinoblastoma. Ophthalmology 98:136–141

Naumann GOH (1997) Pathologie des Auges I und II, 2. Aufl. Springer, Berlin Heidelberg New York

Polednak AP, Flannery JT (1995) Brain, other central nervous system, and eye cancer. Cancer 75:330–337

Reese AB, Ellsworth RM (1963) The evaluation and current concept of retinoblastoma therapy. Trans Am Acad Opthalmol Otolaryngol 67:164–172

Rohrbach JM, Lieb WE (Hrsg) (1998) Tumoren des Auges und seiner Adnexe. Schattauer, Stuttgart New York

Rosai J (1996) Ackerman's surgical pathology, 8th ed. Mosby, St. Lous Baltimore Boston

Sauerwein W, Hopping W, Bornfeld N (1997) Radiotherapy for retinoblastoma. Treatment strategies. Front Rad Ther Oncol 30:93–96

Schajowicz F (1993) Histological typing of bone tumours, 2nd ed. WHO International Histological Classification of Tumours. Springer, Berlin Heidelberg New York

Schuler AO, Bornfeld N (2000) Aktuelle Therapieaspekte intraokularer Tumoren. Ophthalmologe 97:203–222

Seifert G (1990) Histological typing of salivary gland tumous, 2nd ed. WHO International Histological Classification of Tumours. Springer, Berlin Heidelberg New York

Shanmugaratnam K (1991) Histological typing of tumours of the upper respiratory tract and ear, 2nd ed. WHO International Histological Classification of Tumours. Springer, Berlin Heidelberg New York

Shields JA, Shields CL (1988) Lamellar sclerouvectomy for posterior uveal melanoma. Ophthalmic Surg 19:774–780

Singh AD, Shields CL, Shields JA (1999) New insights into trilateral retinoblastoma. Cancer 86:3–5

Singh AD, Shields CL, Shields JA (2001) Prognostic factors in intraocular tumors. In: Gospodarowicz MK, Henson DE, Hutter RVP, O'Sullivan B, Sobin LH, Wittekind Ch (eds) Prognostic factors in cancer, 2nd ed. Wiley & Sons, New York

Spraul CW, Lang GE, Lang GK (2001) The value of positron-emission tomography in the diagnosis of malignant ocular tumors. Ophthalmologica 215:163–168

Stern GK, Colemann DJ, Ellsworth RM (1974) Ultrasonographic characteristics of retinoblastoma. Am J Ophthalmol 78:608–613

UICC (Hermanek P, Gospodarowciz MK, Henson DE, Hutter RVP, Sobin LH, eds) (1995) Prognostic factors in cancer. Springer, Berlin Heidelberg New York

UICC (Sobin LH, Wittekind Ch, eds) (1997) TNM classification of malignant tumours, 5th ed. Wiley & Sons, New York. Deutsche Übersetzung Wittekind Ch, Wagner G. Springer, Berlin Heidelberg New York

UICC (Hermanek P, Hutter RVP, Sobin LH, Wagner G, Wittekind Ch, Hrsg) (1998) TNM Atlas. Illustrierter Leitfaden zur TNM/pTNM-Klassifikation maligner Tumoren, 4. Aufl. Springer, Berlin Heidelberg New York

UICC (Hermanek P, Hutter RVP, Sobin LH, Wagner G, Wittekind Ch, eds) (1999) TNM-Atlas. Illustrated guide to the TNM/pTNM classification of malignant tumours, 4th ed., corrected second printing. Springer, Berlin Heidelberg New York

UICC (Wittekind Ch, Henson DE, Hutter RVP, Sobin LH, eds) (2001) TNM supplement, 2nd ed. A commentary on uniform use. Wiley & Sons, New York

UICC (Sobin LH, Wittekind Ch, eds) (2002) TNM classification of malignant tumours. Wiley, New York

Wagner G (Hrsg) (1993) Tumorlokalisationsschlüssel, 5. Aufl. Springer, Berlin Heidelberg New York

Wagner G, Hermanek P (1995) Organspezifische Tumordokumentation. Prinzipien und Verschlüsselungsanweisungen für Klinik und Praxis. Springer, Berlin Heidelberg New York

Weiss SW (1994) Histological typing of soft tissue tumours, 2nd ed. WHO International Histological Classification of Tumours. Springer, Berlin Heidelberg New York

Weiss SW, Brooks SJ (1997) Soft tissue tumors. Lippincott Williams & Wilkins, Philadelphia

Wilson RS, Frauenfelder FT (1978) „No-touch" cryosurgical enucleation: a minimal trauma technique for eyes harboring intraocular malignancy. Ophthalmology 85:1170–1175

Wittekind Ch, Compton CC, Sobin LH (2001) Residual tumor classification revisited. Cancer (in press)

Zhao DY, Shields CL, Shields JA, Gunduz K (1998) Update on the management of posterior uveal melanoma. J Ophthal Nursing Technol 17:66–71

Sachverzeichnis

A

Adamantinom 62
Adenokarzinom, Retina 103
–, Uvea 103
–, Tränendrüse 229
–, Tränenwege 229
Adenozystisches Karzinom, Tränendrüse 229
–, Tränenwege 229
Aesthesioneuroblastom 62
Aesthesioneuroepitheliom 62
Ameloblastom 62
Anatomische Ausbreitung vor Therapie, Augenlidtumoren 175
–, intraokuläre Tumoren 107
–, Konjunktivatumoren 120
–, Retinatumoren 120
–, Tränendrüsentumoren 233
–, Tränenwegstumoren 233
–, Uveatumoren 107
–, ZNS-Tumoren 65
Angioblastom 62
Angiosarkom, Augenlider 166
Arachnoidalsarkom, umschriebenes (Foerster-Gagel) 62
Astroblastom 23
Astrogliom 62
Astrozytom, anaplastisches 23
–, diffuses 24
–, fibrilläres 24
–, fibröses 62
–, gemistozytisches 25
–, gigantozelluläres 62
–, höhergradiges 62
–, juveniles 62
–, malignes 62
–, niedergradiges 62
–, piloides 62
–, pilozytisches 25
–, protoplasmatisches 26
–, subependymäres glomeruläres 62
Astrozytom/Gangliogliom, desmoplastisches infantiles 26
Augenliddrüsen 164
Augenlidtumoren, anatomische Ausbreitung vor Therapie 175
–, Diagnostik 209
–, Dokumentation 217
–, Grading 173
–, Histologische Typen 165
–, Klinische Information für histopathologische Untersuchung 215
–, Lokalisation des Primärtumors 163
–, Prognosefaktoren 213
–, regionäre Lymphknoten 164
–, Residualtumor-(R-)Klassifikation 207
–, Therapie 209
–, TNM-Klassifikation 175
Augentumor, Definition 95
–, Unterteilung nach Lokalisation 95

B

Basaliom, Augenlid 171
Basalzellepitheliom, Augenlid 171
Basalzellkarzinom, Augenlid 168
Bergstrand-Tumor 62
Bourneville-Pringle-Tumor 64

C

Carcinoma in situ, Augenlid 64
Choroidalplexuskarzinom 27
Choroidalplexuspapillom 28
–, anaplastisches 62
–, malignes 62
Choroidea s. Uvea
Chemodektom des Filum terminale 62
Chondrosarkom, Augenlid 166
–, –, mesenchymales 166
CIN (konjunktivale intraepitheliale Neoplasie 171

D

DIA (desmoplastisches infantiles Astrozytom) 26
Diagnosenverzeichnis, neurologisch-neurochirurgisch-neuropathologisches 9
Diagnostik, Augenlidtumoren 209
–, intraokuläre Tumoren 70
–, Konjunktivatumoren 211
–, Retinatumoren 143
–, spinale Tumoren 82
–, Tränendrüsentumoren 239
–, Tränenwegstumoren 241
–, Uveatumoren 139
–, ZNS-Tumoren 69
DIG (desmoplastisches infantiles Gangliogliom) 26
Diktyom, malignes, Uvea 105
–, –, ZNS 62
DNT (desmoplastischer neuroepithelialer Tumor) 51
Dokumentation, Augenlidtumoren 217
–, intraokuläre Tumoren 155
–, Konjunktivatumoren 217
–, Retinatumoren 155
–, Tränendrüsentumoren 247
–, Tränenwegstumoren 247
–, Uveatumoren 155
–, ZNS-Tumoren 89

E

Ependymoblastom 28
Ependymom 29
–, anaplastisches 29
–, epitheliales 63
–, malignes 63
–, myxopapilläres 30
–, papilläres 63
–, tanyzytisches 30
–, trabekuläres 63
–, zelluläres 31
Epidermoidkarzinom, Augenlid 171
–, Konjunktiva 171
Epitheloid- und Spindelzellmelanom, Sehnervenpapille 102
–, Uvea 100
Epitheloidzellmelanom, Sehnervenpapille 102
–, Uvea 99
Erdheim-Tumor 63
Esthesioneuroblastom 63
Esthesioneuroepitheliom 63

F

Fibrosarkom, Augenlid 165
–, –, kongenitales (infantiles) 165

G

Gangliogliom 31
–, anaplastisches 31
–, desmoplastisches infantiles (DIG) 26
Ganglioneuroblastom 32
Gangliozytom 32
– des Kleinhirns, dysplastisches (Lhermitte-Duclos) 33
Gemistozytom 63
Glioblastom, extrakranieller N. opticus 253
–, ZNS 33
–, –, mit sarkomatöser Komponente 63
Glioblastoma multiforme 63
Gliom, astrozytisches 63
–, subependymales 63
Gliom des 3. Ventrikels, chordoides 34
Glioma retinae 105
Gliomatosis cerebri 34
Glioneurom 63
Glioneurozytom 63
Gliosarkom 35
Glomustumor, maligner, Augenlid 166
Grading, Augenlidtumoren 173
–, intraokuläre Tumoren 106

–, Konjunktivatumoren 172
–, Orbitatumoren 257
–, Retinatumoren 106
–, Tränendrüsentumoren 231
–, Tränenwegstumoren 231
–, Uveatumoren 105
–, ZNS-Tumoren 13
Granularzelltumor 35

H

Haarfollikelkarzinom, Augenlid 165
Hämangioblastom, ZNS 35
Hämangioendotheliom, malignes, Konjunktiva 166
Hämangioperizytom, malignes, Augenlid 166
Hirndrucklehre 11
Histiozytom, malignes fibröses, Augenlid 165
Histologische Typen, Augenlidtumoren 165
–, intraokuläre Tumoren 99
–, Konjunktivatumoren 166
–, Orbitatumoren 257
–, Retinatumoren 101
–, Tränendrüsentumoren 227
–, Tränenwegstumoren 227
–, Uveatumoren 99
–, ZNS-Tumoren 13, 17

I

ICD-O siehe Histologische Typen und Lokalisation des Primärtumors
Infiltrate, lymphoide, Sehnervenpapille 102
–, lymphomatöse, Uvea 100
–, lymphozytäre, Konjunktiva 160
Intraokuläre maligne Tumoren, Anatomische Ausbreitung vor Therapie 107
–, Definition 95
–, Diagnostik 70
–, Dokumentation 155
–, Grading 106
–, Histologische Typen 99
–, Klinische Information für histopathologische Untersuchung 152
–, Lokalisation des Primärtumors 97

–, Prognosefaktoren 147
–, regionäre Lymphknoten 97
–, Residualtumor-(R)-Klassifikation 137
–, Therapie 140, 144
–, TNM-Klassifikation 107
Iris siehe Uvea

K

Kaposisarkom, Augenlid 166
–, Konjunktiva 166
Karunkel 163
Karunkel, Tumoren siehe Konjunktivatumoren
Karzinom, adenoid-zystisches, Tränendrüse 220
–, –, Tränenwege 220
–, adenozystisches, Tränendrüse 231
–, –, Tränenwege 231
–, intraepidermales, Augenlid 171
–, –, Konjunktiva 171
–, intraepitheliales, Augenlid 171
–, –, Konjunktiva 171
–, nichtverhornendes, Tränenwege 231
–, primäres kutanes neuroendokrines, Augenlid 171
–, onkozytäres, Tränenwege 229
–, sinonasales, Tränenwege 231
–, spinozelluläres, Augenlid 171
–, –, Konjunktiva 171
–, trabekuläres, Augenlid 172
–, undifferenziertes, Tränenwege 230
Karzinom der Haarfollikel, Augenlid 165
Karzinom in pleomorphem Adenom, Tränendrüse 229
Keimzelltumoren, ZNS 22
Klarzellependymom 36
Klarzellmeningeom 36
Klinische Information für die histopathologische Untersuchung, Augenlidtumoren 215
–, intraokuläre Tumoren 152
–, Konjunktivatumoren 215
–, Retinatumoren 153
–, Tränendrüsentumoren 245
–, Tränenwegstumoren 245
–, Uveatumoren 152
Knochentumoren, Orbita 257
Konjunktivatumoren, anatomische Ausbreitung vor Therapie 199
–, Diagnostik 211

–, Dokumentation 217
–, Grading 172
–, Histologische Typen 166
–, Klinische Information für histopathologische Untersuchung 215
–, Lokalisation des Primärtumors 163
–, Prognosefaktoren 214
–, regionäre Lymphknoten 164
–, Residualtumor-(R-)Klassifikation 207
–, Therapie 212
–, TNM-Klassifikation 199
Konjunktivale intraepitheliale Neoplasie (CIN) 171
Kraniopharyngeom 36
–, adamantinöses 37
–, papilläres 37

L

Leiomyosarkom, Augenlid 166
Leukämie, Uvea 100
Lindau-Tumor 63
Liponeurozytom, zerebellares 38
Liposarkom, Augenlid 165
Lokalisation des Primärtumors, Augenlidtumoren 163
–, intraokuläre Tumoren 97
–, Konjunktivatumoren 163
–, Orbitatumoren 257
–, Retinatumoren 97
–, Tränendrüsentumoren 225
–, Tränenwegstumoren 225
–, Uveatumoren 97
–, ZNS-Tumoren 7
Lymphangiosarkom, Augenlid 166
Lymphknoten, regionäre, Augentumoren 97
Lymphome, Konjunktiva 166
–, Orbita 257
–, Retina 102
–, Tränendrüse 227
–, Tränenwege 228
–, Uvea 100
–, ZNS 22

M

Medulloblastom 38
–, desmoplastisches 39
–, desmoplastisches noduläres 63
–, großzelliges 39
–, lipomatöses 63
–, melanotisches 40
Medulloepitheliom, Uvea 105
–, ZNS 40
–, nichtteratoides, Sehnervenpapille 102
–, –, Uvea 100
–, teratoides, Sehnervenpapille 102
–, –, Uvea 100
Medullomyoblastom 40
Medullozytom 63
Melanom, malignes, Augenlid 168
–, –, Konjunktiva 168
–, –, de novo 168
–, –, in Junktions-/Naevuszellnaevus 168
–, –, in primärer erworbener Melanose mit Atypien 168
–, –, noduläres 172
–, –, unklassifiziertes 170
–, –, Uvea 99
–, –, nekrotisches, Uvea 103
–, Tränenwege 228
Melanokarzinom, Augenlid 105
–, Konjunktiva 105
Melanomatose, meningeale 41
Melanosarkom, Augenlid 105
–, Konjunktiva 105
Melanozytom, meningeales 41
Melanozytose, diffuse 41
Meningeom 42
–, anaplastisches 43
–, angiomatöses 43
–, atypisches 44
–, chordoides 44
–, endotheliomatöses 63
–, fibröses 45
–, fibroblastisches 45
–, gemischtes 48, 63
–, lymphoplasmazellreiches 45
–, malignes 63
–, meningotheliomatöses 45
–, metaplastisches 46
–, mikrozystisches 46
–, papilläres 46
–, psammomatöses 47
–, rhabdoides 47
–, sekretorisches 48
–, synzytiales 63
–, transitionelles 48, 63
Merkelzell-Karzinom, Augenlid 169
Merkelzell-Tumor, Augenlid 172

Mischgliom 63
–, anaplastisches 63
–, malignes 63
Mischmeningeom 63
MPNST siehe Nervenscheidentumor, maligner peripherer
Mukoepidermoidkarzinom, Konjunktiva 169
–, Tränendrüse 229
–, Tränenwege 229

N

Neoplasie, konjunktivale intraepitheliale (CIN) 171
Nervenscheidentumor, maligner peripherer (MPNST), Augenlid 166
–, –, ZNS 48
–, –, –, epitheloider 49
–, –, –, melanotischer 49
–, –, –, melanotischer psammomatöser 49
–, –, –, mit mehrfacher mesenchymaler und/oder epithelialer Differenzierung 50
N. opticus, extrakranieller, Tumoren des 253
Neurilem(m)om 59, 63
Neurinom 59, 63
Neuroastrozytom 63
Neuroblastom, olfaktorisches 50
–, zentrales 63
Neuroepitheliom 63
–, olfaktorisches 50
Neurofibrom 51
–, plexiformes 52
Neurofibrosarkom 64
Neurolipozytom 64
Neurom 64
–, plexiformes 64
Neurosarkom 64
Neurozytom 64
–, zentrales 52

O

Oligoastrozytom 53
–, anaplastisches 53
Oligodendrogliom 54
–, anaplastisches 55

–, malignes 64
Orbitatumoren, Grading 257
–, histologische Typen 257
–, Lokalisation des Primärtumors 257
–, regionäre Lymphknoten 257
–, TNM-Klassifikation 257
Osteosarkom der Weichteile, Augenlid 166

P

Paragangliom des Filum terminale 55
Perineuriom 20
–, intraneurales 20
Pilomatrixom, malignes, Augenlid 171
Pilomatrixtumor, maligner, Augenlid 169
Pinealisparenchymtumor intermediärer Differenzierung 56
Pinealoblastom 64
Pineoblastom 56
Pineozytom 57
Plasmozytom, ZNS 22
Plattenepithelepitheliom, Augenlid 172
–, Konjunktiva 172
Plattenepithelkarzinom, Augenlid 169
–, Konjunktiva 169
–, Tränenwege 230
Plattenepithelkarzinom, in situ, Augenlid 172
–, –, Konjunktion 172
Plattenepithelkarzinom, intraepitheliales, Augenlid 171
–, –, Konjunktiva 171
–, spindelzelliges, Konjunktiva 172
Plexuspapillom 64
–, malignes 64
PNET (primitiver neuroektodermaler Tumor), supratentorieller 57
–, zentraler 64
Prognosefaktoren, Adenokarzinom der Retina 149
–, Adenokarzinom der Uvea 148
–, Augenlidkarzinome 213
–, Augenlidmelanome 213
–, intraokuläre Tumoren 147
–, Konjunktivatumoren 214
–, Retinoblastom 148
–, Tränendrüsentumoren 243
–, Tränenwegstumoren 243
–, Uveamedulloblastom 148

–, Uveamelanome 147
–, ZNS-Tumoren 87
Purkinjeom 64

R

Rankenneurom 64
Rathke-Taschen-Tumor 64
Residualtumor-(R-)Klassifikation,
   intraokuläre Tumoren 137
–, Augenlidtumoren 207
–, Konjunktivatumoren 207
–, Tränendrüsentumoren 237
–, Tränenwegstumoren 237
–, ZNS-Tumoren 67
Retinatumoren, anatomische Ausbreitung
   vor Therapie 107, 120
–, Diagnostik 143
–, Dokumentation 155
–, Grading 106
–, histologische Typen 101
–, klinische Information für
   histopathologische Untersuchung 153
–, Lokalisation des Primärtumors 97
–, Prognosefaktoren 148
–, regionäre Lymphknoten 97
–, Residualtumor-(R-)Klassifikation 137
–, Stadiengruppierung, pathologische,
   Grabowski u. Abramson 134
–, Stagingsystem, Reese u. Ellsworth 131
–, –, Essener Modifikation 132
–, St. Jude Children Research Hospital
   133
–, Therapie 144
–, TNM-Klassifikation 120
Retinoblastom 102
–, differenziertes 103
–, diffuses 103
–, schlecht differenziertes 105
–, spontan regressiertes 104
–, undifferenziertes 104
Retinom 105
Retinozytom 105
Rhabdomyosarkom, Augenlid 166
–, –, alveoläres 166
–, –, embryonales 166
–, –, pleomorphes 166
–, –, spindelzelliges 166
Rhabdomyosarkom, Konjunktiva 166
–, Orbita 257
–, Uvea 100

Riesenzellastrozytom, subependymäres
   58
Riesenzellglioblastom 58

S

Sarkom, granulozytäres 22
–, leptomeningeales 64
–, meningeales 64
–, meningotheliales 64
–, monstrozelluläres 64
–, neurogenes 64
Schneider-Karzinom, Tränenwege 230
Schwannom 59
–, malignes 64
–, melanotisches 60
–, pigmentiertes 64
–, plexiformes 59
–, zelluläres 60
Schweißdrüsen-Adenokarzinom,
   Augenlid 169
Schweißdrüsenkarzinom, Augenlid 172
Spinaliom, Augenlid 172
–, Konjunktiva 172
Spindelzellkarzinom, Konjunktiva 169
Spindelzellmelanom, Sehnervenpapille
   102
Spindelzellmelanom, Uvea, Typ A 100
–, –, Typ B 99, 104
Spongioblastom 64
–, multiformes 64
–, polares 64
Stachelzellkarzinom, Augenlid 172
–, Konjunktiva 172
Subependymom 60
Sympathikoblastom 64

T

Talgdrüsenadenokarzinom, Augenlid
   172
Talgdrüsenkarzinom, Augenlid 170
Teratoid/rhabdoider Tumor, atypischer
   61
Teratoneurom, malignes 105
Therapie, Augenlidtumoren 209
–, Gliome 74
–, Hypophysenadenome 80
–, intrakranielle Tumoren 73
–, Kraniopharyngeome 81

–, Konjunktivatumoren 212
–, Meningeome 78
–, Metastasen, intrakranielle 76
–, Neurinome 80
–, Retinoblastom 144
–, spinale Tumoren 84
–, Tränendrüsentumoren 239
–, Tränenwegstumoren 241
–, Uveamelanome 140
TNM-Klassifikation, Hirntumoren 65
–, Karzinome, Augenlider 175
–, –, Konjunktiva 199
–, –, Tränendrüse 233
–, maligne Melanome, Augenlider 180
–, –, Konjunktive 202
–, –, Uvea 108
–, maligne Orbitatumoren 257
–, Retinoblastom 120
Transitionalkarzinom, Tränenwege 231
Tränendrüsentumoren, anatomische
  Ausbreitung vor Therapie 233
–, Diagnostik 239
–, Dokumentation 247
–, Grading 231
–, histologische Typen 227
–, klinische Information für
  histopathologische Untersuchung 245
–, Lokalisation des Primärtumors 225
–, Prognosefaktoren 243
–, regionäre Lymphknoten 225
–, Residualtumor-(R-)Klassifikation 237
–, Therapie 239
–, TNM-Klassifikation 233
Tränenwegstumoren, anatomische
  Ausbreitung vor Therapie 233
–, Diagnostik 241
–, Dokumentation 247
–, Grading 231
–, histologische Typen 227
–, klinische Information für
  histopathologische Untersuchung 245
–, Lokalisation des Primärtumors 225
–, Prognosefaktoren 243
–, regionäre Lymphknoten 225
–, Residualtumor-(R-)Klassifikation 241
–, Therapie 241
Tricholemmkarzinom, Augenlid 170
Tumor, dysembryoplastischer
  neuroepithelialer (DNT) 51
–, embryonaler neuroektodermaler 105
–, kleinzelliger neuroepithelialer,
  Augenlid 171

–, mesenchymaler nichtmeningo-
  theliomatöser, der Meningen 21
–, primitiver neuroektodermaler siehe
  PNET
Tumorhistologieschlüssel siehe
  Histologische Typen

U

Übergangsmeningeom 48, 64
Übergangszellkarzinom, Tränenwege 231
Ulcus rodens, Augenlid 172
Uveatumoren, anatomische Ausbreitung
  vor Therapie 107
–, Diagnostik 139
–, Dokumentation 155
–, Grading 106
–, histologische Typen 99
–, klinische Information für
  histopathologische Untersuchung 152
–, Lokalisation des Primärtumors 97
–, Prognosefaktoren 147
–, regionäre Lymphknoten 97
–, Residualtumor-(R-)Klassifikation 137
–, Therapie 140
–, TNM-Klassifikation 108

V

Ventrikeltumor bei tuberöser Sklerose
  (Bourneville-Pringle) 64

W

Weichteilperineuriom 20
Weichteiltumoren, Orbita 257
WHO-Klassifikation siehe Histologische
  Typen

X

Xanthoastrozytom, pleomorphes 61
Xanthofibrom, malignes, Augenlid 165
Xanthosarkom 64

Z

Zentralnervensystem-Tumoren, anatomische Ausbreitung vor Therapie 65
–, Definition 5
–, Diagnostik, intrakranielle Tumoren 69
–, –, spinale Tumoren 82
–, Dokumentation 89
–, Grading 13
–, Hirndrucklehre 11
–, histologische Typen 13, 17
–, Lokalisation des Primärtumors 7
–, Malignitätsbegriff 3, 10
–, Prognosefaktoren 87
–, Residualtumor-(R-)Klassifikation 67
–, Therapie, intrakranielle Tumoren 68, 73
–, –, spinale Tumoren 84
–, Wachstumsbedingungen 10
Ziliarkörper siehe Uvea
Zylinderzellkarzinom, Tränenwege 231
Zylindrom, Tränendrüse 231
–, Tränenwege 231